L'EMPLOI MÉDICAL

DES

RAYONS DE RÖNTGEN

AU DOMICILE DES BLESSÉS ET DES MALADES

L'EMPLOI MÉDICAL
DES
RAYONS DE RÖNTGEN
AU DOMICILE DES BLESSÉS ET DES MALADES

Services rendus par les Rayons X
au point de vue du Diagnostic et du Traitement

PAR

LE DOCTEUR PIERRE BOULARD

DE LA FACULTÉ DE MÉDECINE DE PARIS
ANCIEN EXTERNE DES HÔPITAUX
PRÉPARATEUR AU LABORATOIRE DE RADIOLOGIE MÉDICALE
DU DOCTEUR BÉCLÈRE (HÔPITAL SAINT-ANTOINE)

ALENÇON, IMPRIMERIE HERPIN
Vve A. LAVERDURE, SUCCESSEUR

1910

INTRODUCTION

Depuis longtemps, on avait observé les couleurs irisées que les rayons solaires donnent par leur passage à travers un prisme de verre ; vers 1670 Newton déduisit de ce phénomène que la lumière solaire était composée de rayons colorés de diverses réfrangibilités, et tout le monde connaît maintenant le *spectre lumineux* et les couleurs fondamentales qui le composent.

Lorsqu'on reçoit un faisceau de lumière solaire sur un prisme d'une substance parfaitement diathermane (c'est-à-dire transparente pour la chaleur), telle que le sel gemme, les rayons calorifiques s'épanouissent comme les rayons lumineux, perpendiculairement aux arêtes du prisme et forment ainsi le *spectre calorifique*. Cette expérience prouve que la chaleur, comme la lumière, est composée de plusieurs espèces de rayons inégalement réfrangibles. On met ce fait en évidence à l'aide d'un thermoscope très sensible, tel qu'une pince thermo-électrique. Le spectre calorifique ne se superpose pas exactement au spectre lumineux, il commence beaucoup plus en deçà du rouge et le maximum de chaleur a lieu précisément dans la région infra-rouge. Il existe donc une chaleur obscure et une chaleur lumineuse et les rayons de la première sont moins réfrangibles que ceux de la seconde.

Si l'on décompose encore un faisceau de lumière solaire, cette fois au moyen d'un prisme en quartz, et qu'on étudie le spectre ainsi obtenu à l'aide d'un nouveau réactif, par exemple le papier photographique, on met en évidence un nouveau spectre, le *spectre chimique*, qui ne se superpose pas aux deux précédents. L'action sur le papier photographique commence dans le jaune, mais se termine bien au-delà du violet : le maximum est situé dans la région ultra-violette.

Du reste, si au lieu de nous adresser directement au soleil, nous employons comme source de rayonnement la lumière artificielle, nous retrouverons toujours plus ou moins les trois sortes de rayons, certaines sources fournissant d'une manière élective tel ou tel rayonnement.

Ainsi donc, suivant qu'on l'étudie avec tel ou tel réactif, le spectre de la lumière solaire nous paraît différent ; il est bien évident cependant que les rayons qui le composent sont de même nature et constituent un premier groupe de radiations très homogène.

Hittorf, par sa découverte des *rayons cathodiques*, Goldsteih par celles des *rayons canaux* et Röntgen, par celle des *rayons X*, firent connaître un deuxième groupe de radiations, mais beaucoup moins homogène que le premier. Les rayons cathodiques et les rayons canaux, déviables en sens opposé par l'aimant, ont été reconnus être matériels, c'est-à-dire dus à la projection constante et très rapide de fines particules à l'intérieur de l'ampoule. Les rayons X au contraire, sur la direction desquels l'aimant est sans action, seraient de tout autre nature, et la tendance actuelle est de les placer dans le spectre bien au delà de l'ultra-violet.

Lors de la découverte de M. et Mme Curie, on vit surgir un troisième groupe de radiations jusqu'alors inconnues : les radiations spontanément émises par certaines substances dites *radio-actives*, dont le type est formé par les divers sels de radium. On les a décomposées en trois espèces de rayons qu'on a appelé les *rayons* α, les *rayons* β, les *rayons* γ. A cause du sens de leur déviation par l'aimant, on a assimilé les rayons α aux rayons canaux et les rayons β aux rayons cathodiques. Quant aux γ, on les considère actuellement comme analogues à des rayons X très pénétrants.

Enfin on sait, depuis Hertz, que les décharges oscillantes produisent une sorte de rayons électriques qui se propagent dans l'air ambiant comme le feraient les ondes sonores. Ces rayons électriques ou *ondes hertziennes*, qui peuvent se réfléchir, interférer et même être réfractés, ont été rapprochés des radiations du premier groupe.

Donc, actuellement, bien des sortes de radiations sont connues et la radiologie constitue précisément cette partie de la physique qui en étudie les lois. La radiologie médicale doit donc comprendre l'étude de toutes les radiations en tant qu'elles ont quelque rapport avec l'investigation clinique ou la thérapeutique. C'est là le sens le plus large du mot radiologie médicale. Mais, ordinairement, on lui donne un sens beaucoup plus restreint et l'on ne désigne ainsi que l'étude des applications médicales de la découverte de Röntgen et de celle des Curie, et même plus spécialement encore on réserve ce nom à l'étude des applications médicales des rayons X comme instrument de diagnostic et comme agent thérapeutique, ce qu'on appelle en Allemagne la Röntgenologie.

Née au lendemain de la merveilleuse découverte du professeur Guillaume Röntgen, la röntgenologie fit en peu d'années des progrès considérables. Restreint tout d'abord à la recherche et à la localisation des corps étrangers et à l'étude des lésions du squelette, le radiodiagnostic vit rapidement son domaine s'agrandir et comme l'a dit, dès 1896, le professeur Bouchard, « l'emploi des rayons de Röntgen, qui rendait au chirurgien de si grands services, est devenu tout aussi précieux pour le médecin (1) ». Puis vint l'emploi des rayons X comme agent thérapeutique. Timide d'abord, cet emploi, bien réglementé, est devenu un moyen thérapeutique physique des plus actifs, et très longue est déjà la liste des affections qui en bénéficient.

Le perfectionnement de l'outillage actuel entre pour une large part dans la cause de ces rapides progrès.

Mais, en raison même de la rapidité de ces progrès, beaucoup de praticiens ignorent l'étendue des services que peut rendre la radiologie médicale et ne savent pas que certaines explorations, certains traitements, autrefois impossibles ou très difficiles au domicile des malades, sont aujourd'hui relativement faciles pour un médecin radiologiste bien outillé et expérimenté.

Conduit, au cours de nos études médicales, à nous occuper de radiologie, nous avons tenu, dans une thèse inaugurale, à montrer les progrès réalisés en tout ce qui concerne l'emploi médical des rayons de Röntgen au domicile des blessés et des malades : nous croyons de cette manière rendre service à la fois aux praticiens et à leurs patients.

Dans une *première* partie, nous décrivons les instruments transportables du médecin radiologiste.

(1) Prof. Bouchard. Ac. des Sciences. Paris 1906.

Dans une *deuxième*, nous montrons quel parti le médecin radiologiste peut tirer de ces instruments au domicile de ses malades. C'est la partie la plus importante de notre travail. Elle est divisée en une série de chapitres dont chacun correspond à un genre particulier d'exploration et l'idée directrice est que l'exploration radiologique ne doit pas être uniforme et routinière, mais que, tout en étant soumise à certaines règles, elle doit s'adapter au but spécial de la recherche. Cette condition n'est évidemment possible qu'entre les mains d'un médecin radiologiste véritablement clinicien.

Enfin une *troisième* partie, très brève, étudie la radiothérapie au domicile du malade, beaucoup plus simple d'ailleurs que le radio-examen.

Nous faisons suivre ce travail d'un certain nombre de conclusions.

PREMIÈRE PARTIE

LES INSTRUMENTS TRANSPORTABLES DU MÉDECIN RADIOLOGISTE

Pour mener à bien une opération radiologique quelconque au domicile des malades, il est un certain nombre d'instruments spéciaux que le médecin radiologiste a à sa disposition. Tous n'ont pas la même utilité et nous pouvons dès maintenant les diviser en plusieurs catégories. Il en est d'abord de strictement indispensables : ce sont les **Appareils radiogènes** et les **Appareils récepteurs d'images**; puis viennent les instruments auxiliaires, qui servent à rendre plus faciles, plus précises et plus sûres les opérations de radiodiagnostic et de la radiothérapie : ce sont les **Appareils de mesure** et divers autres instruments, tels que le pied-support des ampoules, le fauteuil pour radio-examen, etc., que nous appellerons **Appareils auxiliaires proprement dit.** Mais nous devons ajouter que certains d'entre eux rendent de tels services qu'ils sont presque indispensables.

Nous passerons rapidement en revue ces divers appareils; nous ne décrirons seulement parmi les différents types établis par les divers constructeurs que ceux qui semblent le mieux adaptés au but, spécialement ceux que le Dr Béclère emploie de préférence et qui pour la plupart ont été construits sur ses indications; d'ailleurs, dans leur description, nous n'insisterons que sur les points qui en font, à notre avis, toute la valeur.

CHAPITRE PREMIER

APPAREILS RADIOGÈNES TRANSPORTABLES

Lorsqu'on se propose de produire des rayons de Röntgen, il est nécessaire de disposer d'abord d'une **ampoule de Crooks**, c'est-à-dire d'un tube muni de deux ou plusieurs électrodes, dans lequel le vide a été poussé très loin (au delà au moins de un millimètre de mercure), ensuite d'un **générateur d'énergie électrique**, fournissant un courant de tension suffisante pour triompher de la résistance d'une telle ampoule (50.000 volts environ).

Actuellement, les seuls générateurs fournissant directement un courant de même sens à une telle tension sont les **machines statiques.** Rien donc d'étonnant à ce qu'on se soit d'abord adressé, et que d'ailleurs certains s'adressent encore maintenant, à ce genre d'appareil. Béclère a fait établir par Drault une machine statique, type Wimshurst, à six plateaux, dans le but spécial de la production des rayons Röntgen (1). C'est un appareil radiogène très simple, de poids et de volume assez faibles pour être facilement transporté au domicile des malades, n'exigeant, pour être mis en marche, que la main d'un aide capable de tourner une manivelle, et néanmoins assez puissant pour permettre

(1) Cette machine est décrite avec beaucoup de soin dans la thèse d'un de ses élèves : *De l'emploi des rayons de Röntgen par le médecin de campagne*, par le Dr Maurin (Louis), th. de Paris 1902.

l'examen radioscopique d'un thorax d'adulte même de forte corpulence. « C'est par excellence, disait Béclère en 1900, l'appareil radiogène du médecin de campagne ».

Depuis, le radiologiste ou du moins la radiologie est devenue plus exigeante et, malgré l'avantage qu'un tel appareil présente de fournir un courant toujours de même sens, il a été abandonné par la plupart des spécialistes. On lui reproche d'abord son faible débit, puis ses variations considérables de rendement suivant l'état hygrométrique et l'état d'ionisation de l'air.

Pour ces différentes raisons, on utilise le plus communément, à l'heure actuelle, un courant de basse tension, mais d'assez fort débit, qu'on transforme en un courant de haute tension, mais de débit relativement faible. Dans le cas qui nous occupe, le courant de basse tension sera emprunté à une **batterie d'accumulateurs** (1) et le transformateur sera une **bobine d'induction** du genre de la bobine de Ruhmkorff.

Trois instruments sont donc indispensables, à savoir :

Une batterie d'accumulateurs transportable ;

Un transformateur transportable ;

Une ampoule de Röntgen.

Batterie d'accumulateurs transportable. — Les diverses opérations radiologiques que l'on ait à pratiquer au domicile des malades ne nécessitent pas l'emploi de courants très intenses et n'ont jamais une durée bien longue ; aussi la batterie transportable n'a

(1) Il est évident que si le sujet, chez qui doivent être pratiquées les opérations radiologiques, dispose chez lui de courant continu aux tensions ordinaires 70 v., 110 v. et même 220 v., on utilisera ce courant de préférence en mettant en série avec la bobine un rhéostat convenable.

pas besoin d'avoir une grande capacité, par conséquent un grand poids ni un grand volume. Elle est composée de douze éléments d'accumulateurs au plomb d'une capacité de 20 ampères-heures environ en bacs de celluloïd. En service, le voltage aux bornes de tels éléments varie de 2 volts 1 à 1 volt 9. Ils sont réunis en tension, c'est-à-dire ont chacun leur pôle positif réuni au pôle négatif du suivant ; on dispose donc d'une différence de potentiels de 24 volts environ. Cette tension est suffisante pour faire passer au primaire du transformateur, dont nous parlerons dans la suite, un courant de 8 ampères environ.

Pour la commodité du transport, ces éléments sont répartis en deux boîtes en chêne, à couvercle mobile et à volet sur le devant permettant le contrôle des connections et l'inspection rapide de toutes les parties des éléments. L'intérieur de ces boîtes est doublé d'un revêtement étanche en celluloïd. Les dimensions d'encombrement de telles boîtes, assez réduites, sont les suivantes : 50 centimètres de long sur 15 centimètres de large et 20 centimètres de haut ; elles ont également un poids qui n'a rien d'excessif : 15 kilos chacune.

La *charge* est ordinairement pratiquée par le spécialiste lui-même, qui dispose à son cabinet, soit du courant de secteur, soit du courant d'une batterie d'accumulateurs de poste fixe, installée chez lui pour son usage personnel. S'il dispose du courant continu à 110 volts, par exemple, il en réduira le voltage au moyen de résistances (lampes) en série, de façon à charger la batterie au régime convenable. S'il dispose d'un courant alternatif, il devra employer, soit un petit groupe moteur-générateur, soit un convertisseur statique de courant alternatif en courant continu. (Le convertisseur Cooper-Hewitt, construit par la Westinghouse Electric Company Ltd, se compose d'un transformateur par induction pour amener le courant à la tension voulue et d'une soupape électrique à vapeur de mercure.)

Transformateur transportable. — Le type de transformateur, employé en radiologie médicale pour l'utilisation du courant continu, est la *bobine d'induction à circuit magnétique ouvert*, qu'on excite au moyen d'un courant périodiquement interrompu mais toujours de même sens ; c'est la bobine de Ruhmkorff.

Nous ne décrirons pas cette bobine que tout le monde connaît, mais nous dirons un mot des transformations qui ont été apportées à sa construction dans le but spécial d'en faire un instrument transportable.

La bobine elle-même comporte un enroulement primaire divisé en trois sections égales, ce qui permet son utilisation à différents voltages, 24 volts, 70 volts et 110 volts par exemple, et qui fait de cette bobine un instrument à deux fins : elle peut être utilisée à la fois au cabinet du médecin et au domicile du malade. A pleine charge, elle donne une étincelle de 30 centimètres environ, ce qui est largement suffisant dans presque tous les cas. Les antennes amovibles sont construites de façon à pouvoir recevoir directement un spintermètre de Béclère, démontable, puis un milliampèremètre spécial à griffe, enfin un petit éclateur remplaçant la soupape de Villard, lorsqu'on utilise la bobine sur un courant de 24 volts.

La bobine est enfermée dans une boîte en acajou dans laquelle se logent les antennes et le spintermètre, et dont le socle contient le condensateur. Au moyen d'un commutateur à touches on peut faire varier la capacité de ce condensateur. L'une des extrémités de

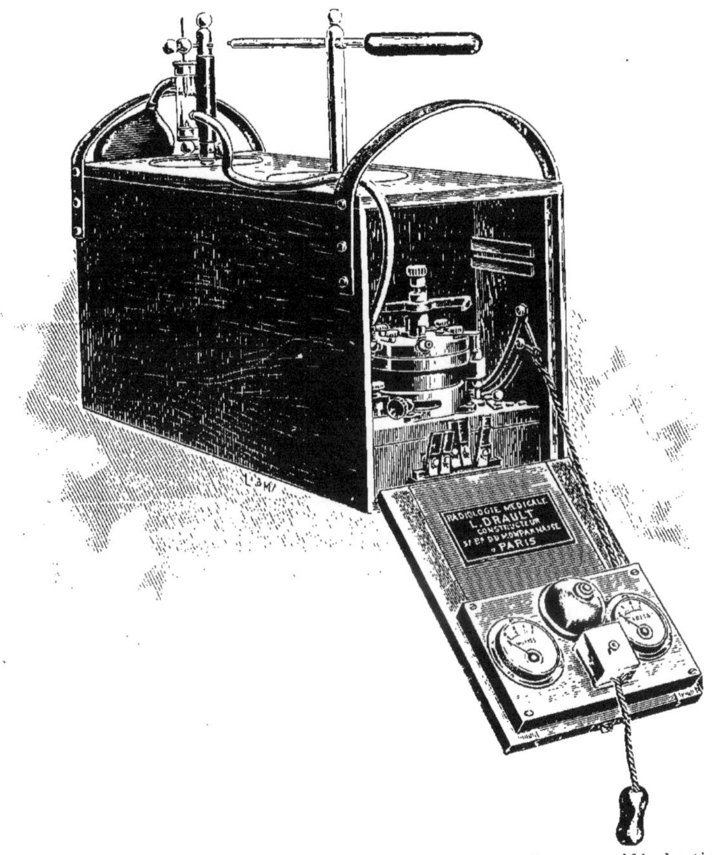

Fig. 1. — Bobine transportable de 30 centimètres d'étincelle avec self-induction variable et condensateur à capacité également variable.

cette boîte porte un volet mobile, qui, lorsqu'il est rabattu, donne accès sur un espace ménagé entre lui et l'une des joues de la bobine. C'est dans cet espace et sur ses parois que sont contenus et fixés d'abord les appareils de mesure du primaire, voltmètre et ampéremètre, avec un interrupteur et coupecircuit, puis **l'interrupteur moto-magnétique à diélectrique gaz.**

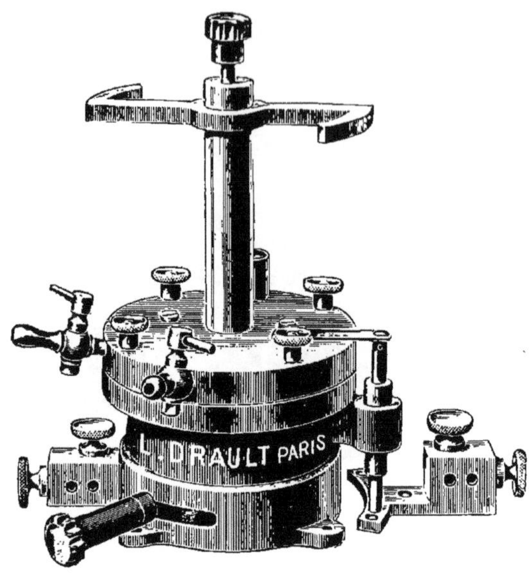

Fig. 2. — Interrupteur moto-magnéto à diélectrique gaz en ordre de marche

Cet interrupteur (fig. 2 et 3) dont l'emploi constitue à lui seul un si grand progrès dans l'utilisation des bobines d'induction, est à jet de mercure tournant. Il comporte donc un dispositif moteur et une turbine à mercure indésamorçable. Le petit moteur magnétique très simple utilise comme flux d'excitation le flux périodique du noyau de la bobine elle-même. Comme c'est lui-même (par le mouvement de rotation qu'il communique à la turbine calée sur son axe), qui détermine la périodicité de ce flux, on devra, pour la mise en marche, lui imprimer un premier mouvement de rotation, qu'il entretiendra ensuite. Une manette très accessible permet de régler la vitesse du moteur et par conséquent de faire varier le nombre des interruptions à la minute.

Ce qui fait l'originalité et qui constitue toute la

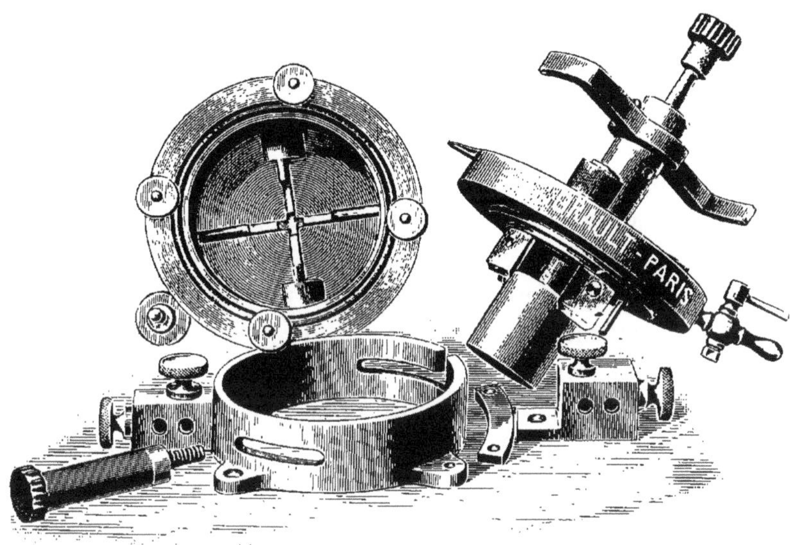

Fig. 3. — Interrupteur moto-magnétique à diélectrique gaz, démonté.

valeur de cet interrupteur, c'est l'emploi, comme diélectrique, d'un gaz approprié, au lieu des liquides isolants employés jusqu'alors : alcool, pétrole, etc. C'est au Dr Béclère que nous devons cette intéressante modification et c'est sur ces indications que Drault en a établi le premier modèle.

Le mélange du mercure et du diélectrique étant désormais impossible, le poids du mercure employé a pu être réduit dans de notables proportions. (De 8 kilos et plus à 400 grammes). De ce fait, les dimensions et le poids de l'interrupteur lui-même ont été diminués;

ce qui constitue un avantage fort appréciable pour l'instrumentation transportable.

Cet interrupteur ne nécessite plus les nettoyages fréquents et compliqués des modèles à liquide isolant ; il est très facilement démontable et une simple épuration (par filtrage à travers la peau de chamois ou autrement) des 400 grammes de mercure, pratiquée au plus une fois tous les trois mois, constitue tout son entretien.

Le gaz employé est le *gaz d'éclairage*, facile à se procurer et le constructeur livre avec la bobine un petit ballon spécial, en caoutchouc, qui permet, en cas de besoin, d'emporter au domicile du malade une quantité de gaz suffisante pour en remplir l'interrupteur au moment de son utilisation.

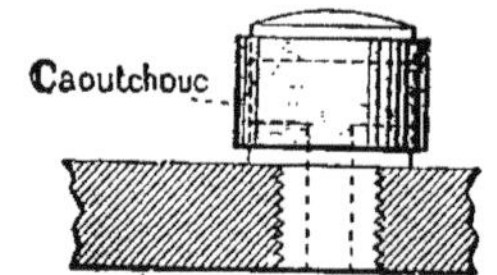

Fig. 4. — Soupape de sûreté

En prévision d'un oubli qui laisserait de l'air dans l'interrupteur au moment de son remplissage par le gaz et provoquerait, lors de la première rupture du courant primaire, l'inflammation du mélange détonnant ainsi constitué, *une soupape de sûreté* (fig. 4) d'une grande simplicité a été prévue et supprime tout danger.

Enfin, signalons encore un avantage de cet interrupteur : le rendement des bobines utilisées antérieurement avec interrupteur à liquide isolant se trouve notablement amélioré avec l'emploi du diélectrique gaz.

C'est donc un interrupteur parfait et nous pouvons affirmer, pour l'avoir nous-même expérimenté pendant deux ans, au laboratoire du Dr Béclère, à l'hôpital Saint-Antoine, que son fonctionnement ne laisse aucunement à désirer.

La bobine que nous venons de décrire avec l'interrupteur chargé et les divers accessoires et appareils de mesure qu'elle comporte, pèse 42 kilos environ et mesure 67 centimètres de long sur 23,5 centimètres de large et 34 centimètres de haut.

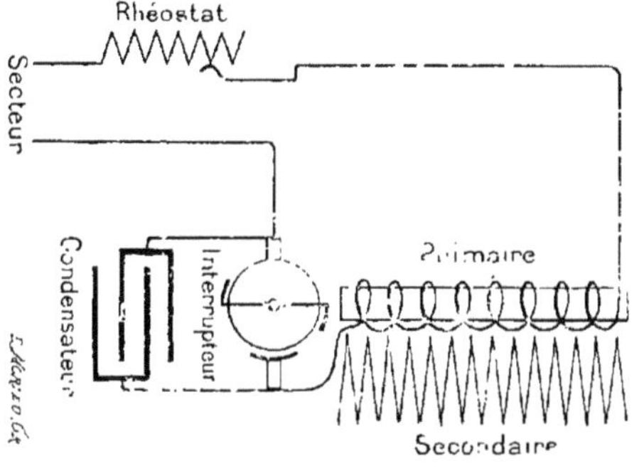

Fig. 5. — Schéma des connexions.

Elle est munie de deux fortes bretelles en cuir qui en facilitent les déplacements.

Ampoule de Röntgen. — Nombreuses actuellement sont les bonnes ampoules ; aussi ne nous arrêterons-nous pas à en décrire les différents modèles. Pour l'emploi des rayons de Röntgen dans les conditions spéciales qui nous occupent, nos sympathies vont à *l'ampoule ordinaire* de Chabaud, à *osmo-régulateur*, de Villard.

Ces ampoules sont ordinairement construites avec tout le soin désirable. Le centrage de l'anticathode en particulier y est généralement réalisé d'une façon parfaite. Si la grandeur du foyer d'émission des rayons n'a qu'une importance relative au point de vue de la radiothérapie, il n'en va pas de même pour la radioscopie et la radiographie : de son exiguité, en effet, dépend la netteté des images obtenues.

La nécessité de faire fréquemment varier, dans un sens ou dans l'autre, le degré de vide de l'ampoule pour obtenir des rayons de pénétration différente, nous fait préférer l'*osmo-régulateur* à tout autre système de réglage : lui seul rend pratiquement indéfinie la durée des ampoules.

Un petit instrument devient très utile avec l'emploi de cette ampoule : c'est la *petite lampe à alcool* montée sur un manche isolant pour chauffer en marche l'osmo-régulateur.

La nécessité de ne laisser passer dans l'ampoule qu'un courant toujours de même sens, sous peine de mettre rapidement celle-ci hors d'usage, fait qu'avec l'emploi des transformateurs du genre de celui décrit plus haut, il faut absolument supprimer l'onde inverse.

On sait qu'avec ces transformateurs et les interrupteurs à jet de mercure, la tension de l'onde inverse est plus basse que celle de l'onde directe, qu'elle éprouvera par conséquent plus de difficulté que celle-ci à traverser le vide de l'ampoule (malgré même l'effet soupape négatif de ce tube). Or, la tension de cette onde inverse dans les conditions spéciales de marche qui nous occupent (24 v.) est suffisamment basse pour que l'emploi d'une *soupape de Villard* ou autre ne soit pas d'une absolue nécessité ; le petit éclateur que comporte la bobine décrite (qu'on peut rendre d'ailleurs très facilement dissymétrique, pointe-plateau par exemple) peut suffire à éliminer l'onde inverse.

Si on doit faire au domicile du malade un examen radioscopique, il est bon d'emporter un *petit manchon de soie noire* pour masquer la luminescence gênante de l'ampoule.

CHAPITRE II

INSTRUMENTS RÉCEPTEURS D'IMAGES

Ces instruments sont de deux sortes, selon qu'il s'agisse de faire un examen à l'écran : c'est la radioscopie, ou que l'on veuille fixer sur une épreuve telle ou telle image que donnent sur l'écran les ombres fugitives de Röntgen : c'est la radiographie.

L'**écran fluorescent** est un écran au platino-cyanure de baryum, recouvert d'une plaque de verre au plomb qui absorbe les rayons X et préserve ainsi l'observateur des irradiations répétées. Cette plaque de verre a encore un autre avantage. Lors d'un examen, en effet, on peut y dessiner les images apparues à l'écran et les reporter ensuite, à la lumière du jour, sur un papier à calquer.

Pour les épreuves radiographiques, on emploie des **plaques sensibles** spéciales, dont la grandeur varie avec la région à radiographier. Les fabricants les livrent maintenant sur demande enveloppées séparément, ce qui facilite beaucoup les manipulations.

Dans certains cas, où il n'est pas besoin de trop fins détails (tels que l'étude des déformations du dôme hépatique, celle du cœur ou la localisation exacte d'un corps étranger), on pourra faire usage d'**écrans renforçateurs.** Ces écrans sont constitués par un sel phosphorescent spécial, — ordinairement le tungstate de calcium — étendu en couche fine sur une toile souple. Pour l'utilisation, on les dispose face phosphorescente contre face sensible de la plaque ; le tout est enveloppé dans du papier noir. Leur emploi permet de diminuer beaucoup les temps de pose et dans certains cas de prendre avec l'appareillage décrit des radiographies en apnée.

Dans le but de faire avec tout le soin désirable une radiographie stéréoscopique, il est bon d'employer le *châssis-tiroir* (fig. 6) construit à cet effet. Cet appareil se compose d'un châssis, d'un tiroir et d'une série d'intermédiaires. Le châssis est fait d'un assemblage de planches formant casier, de manière à pouvoir admettre le tiroir chargé. Ce tiroir est composé d'une plaque de tôle bien plane portant des rebords rivés qui maintiennent exactement en place les intermédiaires. Ceux-ci sont en bois mince et leurs ouvertures sont calculées pour recevoir des plaques 18×24 et 30×40 ; les plaques 40×50 se placent directement sur le tiroir. Un intermédiaire en forme d'U, pouvant recevoir des plaques 24×30, a été établi dans le but de faciliter surtout la radiographie de la tête et des régions rénales.

Lorsqu'on doit faire une épreuve radiographique au domicile d'un blessé ou d'un malade, il est nécessaire d'y emporter le matériel et les réactifs pour le *développement*, puis le *fixage* du cliché. Ce matériel est très réduit ; il comprend une lanterne rouge, deux cuvettes en celluloïd ou en carton bouilli, puis 1/4 à 1/2 litre de révélateur et quelques cristaux d'hyposulfite de soude qu'on fera dissoudre en temps voulu. Il sera bon d'emporter aussi une petite quantité d'alcool à 90°, afin de pouvoir sécher rapidement et emporter les clichés.

L'examen direct *du cliché* suffit, dans tous les cas, pour donner les renseignements désirés, sans qu'il soit

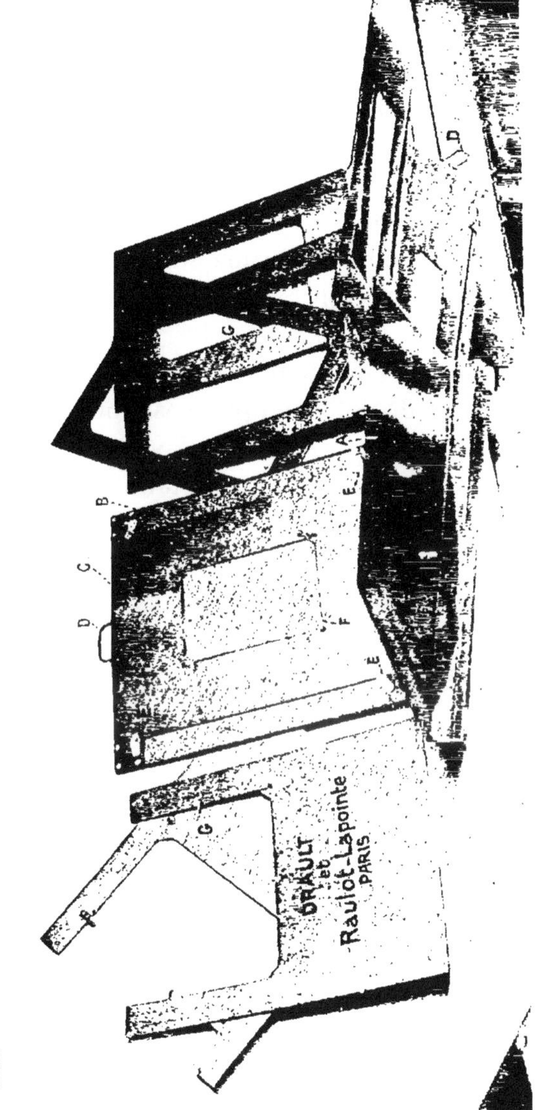

Fig. 6. — Châssis-tiroir avec ses intermédiaires.

nécessaire de tirer de suite une épreuve sur papier. Pour y découvrir certains détails, que ne reproduisent pas les meilleures épreuves, il est bon de les examiner dans les conditions les plus favorables, c'est-à-dire de les voir dans une chambre obscure à l'aide d'une lumière diffuse d'intensité facilement réglable. (Béclère). (1).

Le développement de l'image radioscopique nécessite l'établissement, au domicile du malade, d'une *chambre noire* (si d'ailleurs il n'y en existe pas déjà). Si l'on a le choix, on préférera la chambre la plus sombre et possédant le moins de fenêtres ; deux couvertures épaisses, du genre de celles employées pour la literie, et quelques pointes permettent d'aveugler en peu d'instants celles-ci. D'ailleurs, une table adossée au mur et entourée d'un paravent, au-dessus duquel on a jeté, en guise de plafond, une épaisse couverture, constitue un laboratoire bien suffisant, si déjà l'éclairage de la pièce où on le monte est lui-même réduit. Une condition est alors nécessaire : c'est de tenir toujours la plaque sensible, tant qu'elle n'est pas encore complètement révélée, dans le rayonnement lumineux rouge de la lanterne. On sait, en effet, que la lumière rouge s'oppose au voile des demi-jours des laboratoires.

(1) Belot a fait établir chez Gaiffe un négatoscope qui reçoit les clichés de toutes dimensions et dont l'éclairage, obtenu au moyen de l'électricité, peut être modifié sur une grande échelle, par la manœuvre d'un petit rhéostat approprié. — C'est un appareil à recommander au cabinet du médecin.

CHAPITRE III

INSTRUMENTS DE MESURE

En radiothérapie, comme en radiographie et radioscopie, il est nécessaire de connaître la qualité et la quantité de rayonnement émis par l'ampoule de Röntgen qu'on utilise.

Pour apprécier la *qualité* ou *degré de pénétration* des rayons émis par une ampoule, on emploie le **radiochronomètre de Benoît** que tous les radiologistes connaissent. Pour mesurer la *quantité* (produit de l'*intensité* par le *temps)* des rayonnements reçus par unité de surface à une certaine distance de l'anticathode en un certain temps, on utilise la **pastille au platino-cyanure** de baryum ou réactif de Sabouraud-Noiré. C'est en radiothérapie, où il importe de ne pas dépasser certaines doses, que les mesures de quantité sont surtout pratiquées ; en radioscopie et en radiographie les mesures de qualité sont plus intéressantes (1).

Dans la pratique, on arrive à une connaissance suffisante

(1) Nous ne parlerons pas du *quantitomètre fluoroscopique* de Guilleminot, car nous n'en avons pas l'expérience. D'après ce que nous en savons, ce nous paraît être un appareil parfait et permettant une très grande précision dans les mesures. Le dernier modèle que cet auteur a fait établir chez Radiguet permet d'obtenir par simple lecture l'intensité et le degré de pénétration moyen du rayonnement émis par une ampoule en activité. Le seul tort des quantitomètres fluoroscopiques est de nécessiter l'emploi d'un étalon de radium.

de ces deux grandeurs d'une façon indirecte. En effet :

1° Le **pouvoir de pénétration** des rayons émis par une ampoule augmente avec le *degré vide* de cette ampoule, et, par conséquent, *pour une même intensité,* avec la *différence de potentiel* à ses bornes.

2° La **quantité** de rayonnement émis par une ampoule *en l'unité de temps* augmente avec l'*intensité* du courant qui la traverse.

Or, si, à l'aide du **spintermètre** de Béclère mis en dérivation sur le tube, on mesure la longueur de l'*étincelle équivalente* (c'est-à-dire une *résistance* équivalente — ou à peu près — à celle du tube), on est renseigné sur la *résistance* de l'ampoule, qui est fonction de son *degré de vide,* et sur *la différence de potentiel* entre ses deux bornes, par conséquent sur le *pouvoir de pénétration* des rayons qu'elle émet.

Si, par ailleurs, à l'aide d'un **milliampèremètre** (1) mis *en série* avec le tube, on mesure l'*intensité* du courant *qui traverse le tube*, on est renseigné sur l'*intensité* du rayonnement émis par l'ampoule, par conséquent sur la *quantité* de rayonnement émis *en l'unité de temps.*

Donc, en fait, si au moyen des appareils de mesure directe dont nous avons parlé plus haut — radiochronomètre de Benoît et réactif de Sabouraud-Noiré — on établit de temps à autre, pour l'appareillage et le tube employés, les relations qui existent entre toutes ces grandeurs mesurables : qualité et quantité du rayonnement X, différence de potentiel aux bornes du tube et intensité du courant qui le traverse, on peut

(1) On utilise des milliampèremètres à *aimant fixe* avec un petit condensateur en dérivation sur ses bornes pour éliminer l'action de l'onde inverse.

se dispenser, avec un peu d'habitude, de faire à chaque fois qu'on l'utilise la mesure directe du rayonnement.

D'ailleurs, les indications que fournissent les appareils de mesure du courant à basse tension de la source sont aussi précieuses et suffisent dans certains cas pour mener à bien certaines opérations radiologiques. Ces appareils sont un **voltmètre**, mis *en dérivation* aux bornes de la bobine, et un **ampèremètre** *en série* avec le primaire. Dans l'appareillage transportable dont nous avons parlé, ces deux instruments sont fixés sur le volet mobile de la boite qui contient la bobine et l'interrupteur.

D'autres grandeurs sont nécessaires à connaître ; par exemple, la distance qui sépare l'anthicathode de la plaque ou du sujet ; celle qui sépare deux points de repère pris sur l'écran fluorescent à l'aide du rayon normal. Un simple *ruban métrique*, très facile à emporter, convient pour ces sortes de mesures. On emportera encore un *crayon gras écrivant sur le verre* et *à gaine métallique*, afin de marquer facilement les repères en question, et un *fil à plomb* pour centrer l'ampoule par rapport à une région à radiographier.

CHAPITRE IV

INSTRUMENTS AUXILIAIRES PROPREMENT DITS

A côté de ces intruments dont la nécessité s'impose, il en est certains autres dont l'utilité est telle que l'on hésite à les classer sous la rubrique : instruments auxiliaires. C'est surtout le cas pour le **porte-ampoule.** Ce dernier, en effet, est arrivé depuis quelque temps à un tel degré de perfectionnement que, grâce à son emploi, le médecin radiologiste peut faire au domicile des malades de multiples opérations bien difficiles, sinon impossibles autrefois.

Porte-ampoule transportable et ses accessoires. — Le porte-ampoule transportable (figure 7) de Drault, ne diffère de son porte-ampoule de cabinet que par quelques dimensions qui ont été réduites en vue d'en diminuer le poids et le volume. Il ne pèse en effet que quarante kilos, mais dans leur ensemble ces deux appareils sont similaires, le second ayant seulement une stabilité plus grande à cause de son poids plus considérable.

L'appareil, — non seulement en esprit, pour en permettre une description plus facile, mais en réalité, afin de rendre le transport plus aisé, — se décompose en plusieurs parties. Il comporte en effet un pied-support, un bras horizontal ayant à l'une de ses extrémités le porte-ampoule proprement dit et un système porte-écran.

Sur le milieu d'une base en fonte, munie de galets

qui permettent son déplacement et de vis calantes pour la mettre parfaitement d'aplomb, s'élève un *tube vertical* de section carrée, haut de 1 m. 78. Ce tube est mobile

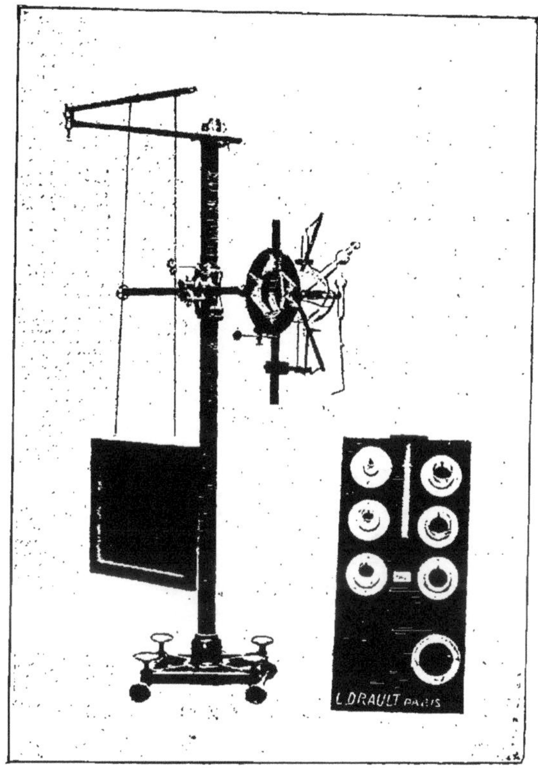

Fig. 7. — Porte-ampoule à porte-écran, modèle transportable.

autour de son axe et peut être bloqué dans une position quelconque au moyen d'une vis fixée à la base.

Par l'intermédiaire d'un *système à coulisse*, mobile sur toute sa hauteur, le tube vertical reçoit le *bras horizontal* ; c'est un tube de section carrée, plus faible que celle du tube vertical et mobile à son tour dans le sens de sa longueur au moyen d'un second système à

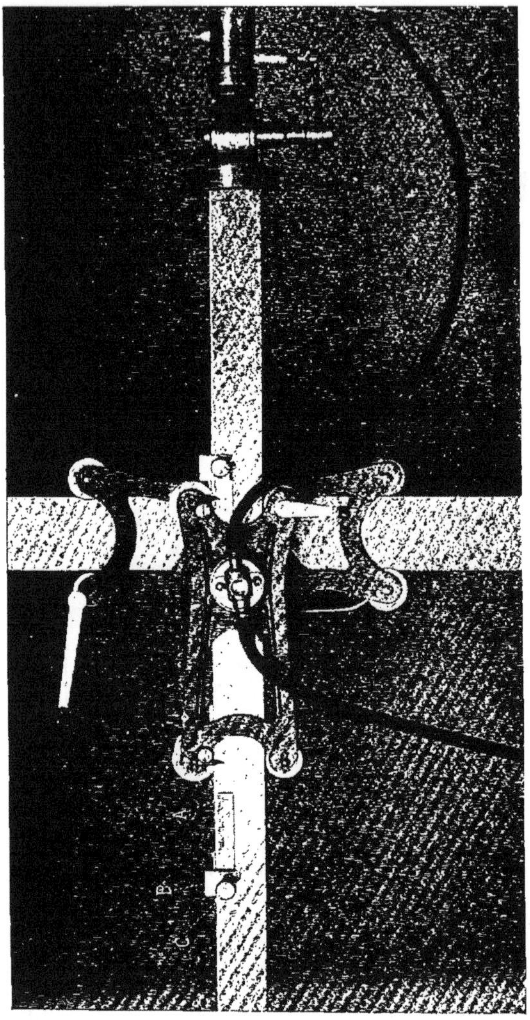

Fig. 8. — Cales (A B C) et index (D) pour la radiographie stéréoscopique. En E manette de commande du bras horizontal.

coulisse dans lequel il glisse et qui est fixé à angle droit sur le premier (fig. 8). Un contre-poids, placé à l'intérieur du tube vertical et réuni au système à coulisse par un câble métallique, l'équilibre à toutes les hauteurs. Des freins à vis permettent de bloquer le tout dans une position choisie. Deux index (D) que porte le second système à coulisse et deux réglettes métalliques (A), graduées en centimètres et que l'on peut fixer en une place quelconque du bras horizontal, permettent le

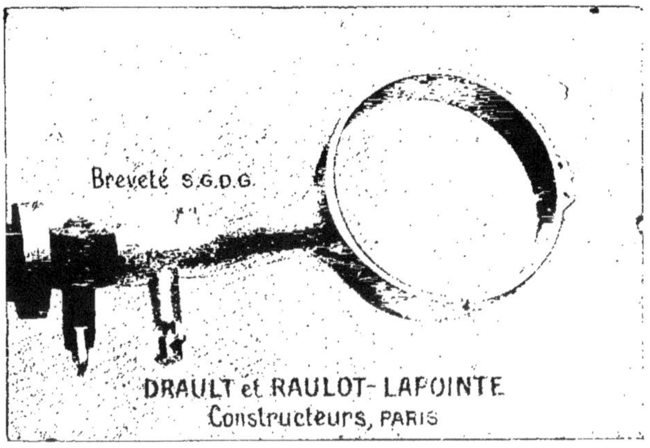

Fig. 9. — Anneau-support.

déplacement rigoureusement horizontal et exactement mesurable que nécessitent les deux poses successives nécessaires à l'obtention de clichés stéréoscopiques.

Fixé à l'une des extrémités du bras horizontal au moyen d'une articulation complexe, le *porte-ampoule proprement dit* (1) se compose d'un *anneau-support* (fig. 9) disposé pour recevoir, d'un côté, les cupules protectrices de différentes grandeurs avec leurs ampoules, et, de l'autre, directement ou à l'aide d'une

(1) On en trouvera une description plus complète dans le Bulletin n° 7 de la Société de radiologie médicale de Paris.

pièce intermédiaire, les différents accessoires utilisés en radiothérapie, radiographie ou radioscopie.

Les *cupules protectrices* amovibles (fig. 10) reçoivent les ampoules au moyen d'un système nouvellement

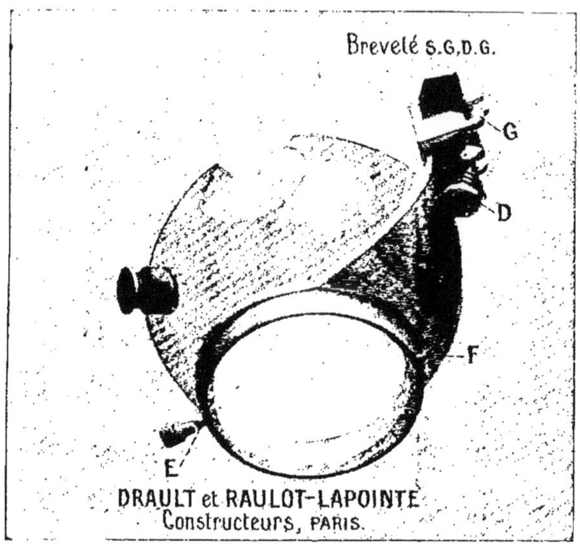

Fig. 10. — Cupule protectrice.

construit par la maison Drault, dénommé étrier-ajusteur (fig. 11) qui permet d'interchanger rapidement les ampoules sans avoir besoin d'effectuer à nouveau l'opération assez délicate de leur centrage, si une fois pour toute celle-ci a été effectuée avec chaque étrier-ajusteur, dont doivent alors être munies toutes les ampoules à utiliser. Un petit orifice ménagé dans les cupules (les plus petites seulement) loge le porte-réactif pour mesures quantitométriques à l'aide du radiomètre de Sabouraud-Noiré. La place de la pastille a été calculée de façon à se trouver placée à 9 centimètres de l'anticathode. (Cette distance n'est exacte qu'avec la plus petite cupule.)

Nous allons décrire brièvement toute une série d'accessoires très utiles aux diverses opérations radiologiques qu'on peut avoir à pratiquer.

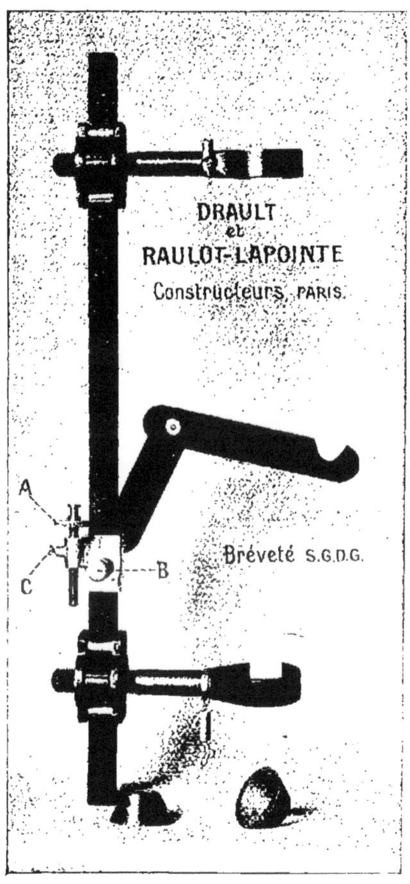

Fig. 11. — Etrier-ajusteur.

C'est d'abord *l'indicateur d'incidence*, qui sert à centrer l'ampoule. Il se compose d'un tube métallique à chaque extrémité duquel est fixée une croisée de fils métalliques dont le centre se trouve dans l'axe du tube et dont les branches correspondantes sont parallèles. Si l'ampoule est exactement centrée, les ombres de ces deux croix sur l'écran doivent se superposer parfaitement : dans le cas contraire, on les y amène au moyen des vis de réglage dans les deux sens, dont est muni l'étrier-ajusteur. Le point de l'écran où se projettent alors les centres superposés des deux croix d'ombre est le point d'incidence normale, si toutefois cet écran est bien en place, c'est-à-dire parrallèle au plan de l'anneau-support.

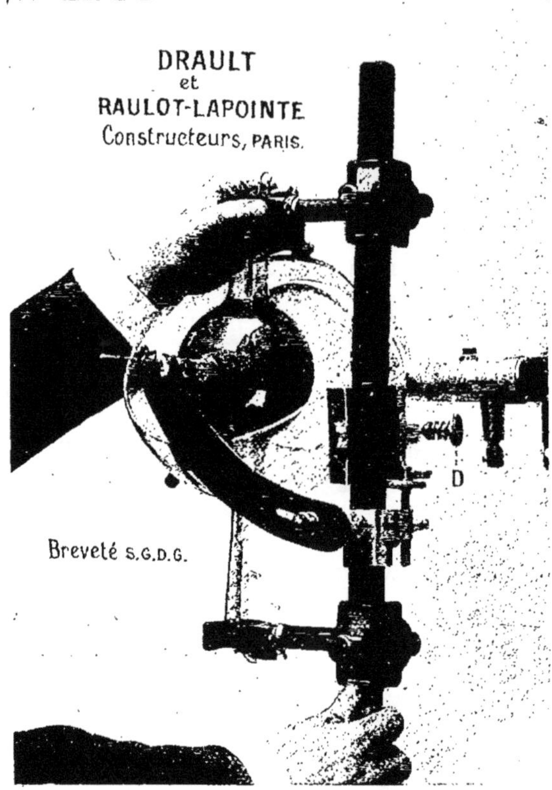

Fig. 12. — Substitution des ampoules l'une à l'autre.

Nous verrons, dans la suite, le parti que l'on peut tirer de l'instrument que nous allons décrire maintenant, — le *diaphragme iris*, — pour déterminer rapidement et en cours d'examen ce point d'incidence normale.

Pour limiter le champ d'irradiation et arrêter le plus grand nombre possible de rayons secondaires, l'emploi des diaphragmes dans l'exploration radiologique et plus spécialement en radioscopie est devenu d'une grande nécessité. Le diaphragme-iris s'adapte au lieu et place de l'indicateur d'incidence (ou plus exactement de la

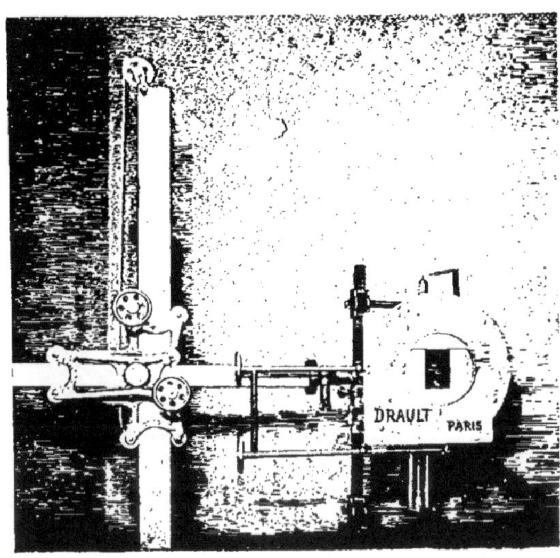

Fig. 13. — Diaphragme à ouverture rectangulaire variable s'adaptant aux portes-ampoules

pièce intermédiaire qui fixe celui-ci sous l'anneau-support). Composé de lames métalliques opaques aux rayons X, montées d'une façon analogue à celle des diaphragmes-iris des microscopes ou des appareils photographiques, il limite le champ d'observation par un octogone dont les côtés se rapprochent ou s'écartent à volonté ; au minimum d'écartement, il détermine sur l'écran une petite plage lumineuse qui, si l'ampoule a été bien centrée, indique la région d'incidence normale des rayons de Röntgen.

Béclère vient de faire construire par Drault un nouveau diaphragme-iris (1) dont l'ouverture limitée a une forme rectangulaire (fig. 13). Grâce à deux volants manœuvrables dans un sens ou dans l'autre, on peut

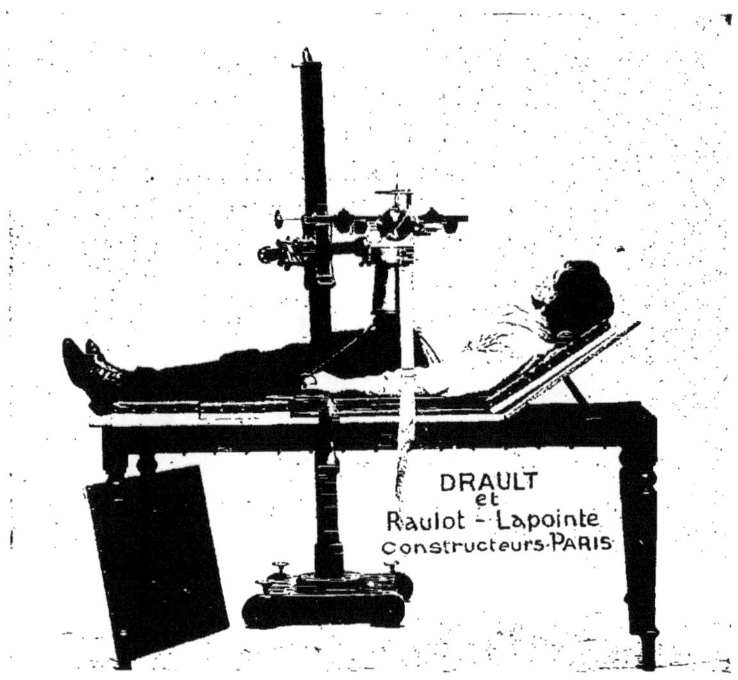

Fig. 14. — Cylindre-compresseur monté sur le pied-support.

faire varier à volonté les dimensions respectives des côtés du rectangle, par suite la grandeur et la forme de l'ouverture, qui peut devenir une fente étroite verticale

(1) On en trouvera une description plus complète dans le Bulletin n° 3 de la Société de Radiographie médicale de Paris.

aussi bien qu'un carré ou même un losange parfait ou une large fente horizontale. Il facilite surtout, d'après l'auteur, la radiographie de certains organes, tels que la colonne dorsale, le sternum, l'œsophage rempli de bismuth, la crosse de l'aorte, dont on obtient moins nettement les images sans son concours.

Pour la radiographie d'organes internes, surtout abdominaux, il est souvent utile d'employer le *cylindre-compresseur* (1) (fig. 14). Dans l'appareillage de Drault, celui-ci est construit de manière à venir s'ajuster toujours sous l'anneau-support. C'est un cylindre tronc-conique creux de 20 centimètres de haut environ en un métal opaque aux rayons X. Il arrête au passage plus complètement que les simples diaphragmes plans les rayons parasites provenant de la paroi de l'ampoule (2). Il porte d'ailleurs lui-même à sa partie supérieure un diaphragme fixe.

Une fois mis en place, on l'enfonce par son bord inférieur dans la paroi abdominale qu'il déprime. On diminue de cette manière de 5 à 10 centimètres environ l'épaisseur des parties molles interposées devant l'organe à radiographier; pour permettre une compression plus efficace et mieux répartie, sans blesser le malade, dans la circonférence inférieure du cylindre-compresseur vient se loger un second cylindre de bois moins haut que le premier, fermé à sa partie supérieure par un parchemin tendu et dont le bord inférieur est garni d'un gros bourrelet. Dans l'espace circulaire qui se trouve alors compris entre la face inférieure du

(1) De Albers Schönberg (de Vienne).

(2) Emploi des cylindres-compresseurs en radiologie. Dr Béclère. *Archives Electr. Méd.* 129, 15 septembre 1903.

parchemin et le tégument du malade, on introduit une vessie en caoutchouc entoilé avec une face extensible que l'on gonfle de l'extérieur à l'aide d'une soufflerie. On assure ainsi une parfaite compression et les organes sous-jacents se trouvent d'autant mieux immobilisés que la compression est mieux faite. On aura eu soin d'immobiliser auparavant l'ampoule à l'aide des freins à vis. De plus, une sangle avec une boucle de serrage se fixe d'un bout à l'anneau-support et de l'autre à la table et rend ainsi plus parfaite encore l'immobilisation.

En radiothérapie, il est absolument nécessaire, nous le verrons, de localiser exactement l'endroit où doit porter l'action des rayons X. Le porte-ampoule décrit comporte encore parmi ses accessoires une série de six *localisateurs* qui peuvent aussi s'adapter sous l'anneau-support. Ils sont constitués par des cylindres en verre au plomb et leur longueur a été calculée de façon que la région à irradier, une fois appliquée à l'extrémité de l'un d'eux, se trouve exactement à 18 centimètres de l'anticathode. (Cette distance est exactement le double de celle qui sépare l'anticathode de la pastille radiométrique en place.)

Les *filtres*, utilisés en radiothérapie et constitués par des disques d'aluminium d'épaisseur variant de 1/10 de millimètre à 3, 4, 5 millimètres et plus, trouvent leur place au-dessus de la pièce intermédiaire qui sert à fixer les localisateurs sous l'anneau-support.

A l'extrémité supérieure du tube vertical du pied-support est fixé un bras coudé qui constitue le *porte-écran*. Mobile de haut en bas, l'écran fluorescent est réuni au bras coudé au moyen de deux câbles s'enroulant sur un système à ressort qui l'équilibre à toutes les hauteurs. Les ressorts n'ont été prévus que pour les écrans de 35 × 45 centimètres, sans glace au plomb, ou 30 × 40, avec glace au plomb. Ces dimensions, d'ailleurs, sont très suffisantes dans la pratique.

En somme, grâce à la mobilité de la base par ses galets sur le parquet de la chambre où l'on opère, à celle du tube vertical autour de son axe, à celle du bras horizontal dans le sens de sa longueur et sur toute la hauteur du tube vertical, à celle du porte-ampoule proprement dit par son articulation avec le bras horizontal, qui permet d'orienter l'ampoule dans toutes les directions voulues, le porte-ampoule transportable que nous venons de décrire se prête merveilleusement à toutes les exigences multiples et variées de la pratique radiologique. Il joint à cela l'avantage d'être relativement léger et complètement démontable et constitue à lui seul un grand progrès dans l'utilisation médicale des rayons X.

Fauteuil-pliant transportable. — A côté de cet appareil accessoire transportable de grande utilité, il en est un autre qui est appelé à rendre également de grands services : c'est le **fauteuil-pliant** transportable (fig. 15 et 16) que Drault vient de construire sur les indications du Dr Béclère (1).

Spécialement destiné à la radio-exploration du thorax dans la position assise au domicile des malades, ce fauteuil, construit en tubes d'acier rigides, a pour caractéristique de posséder un dossier, non seulement mobile dans le sens vertical entre les deux montants qui le portent, mais encore entièrement amovible. La

(1) La description complète en est parue dans le Bulletin de la Société de radiologie médicale de Paris, n° 8.

plaque sensible est appliquée contre ce dossier, muni à son bord inférieur d'une gouttière qui la maintient en

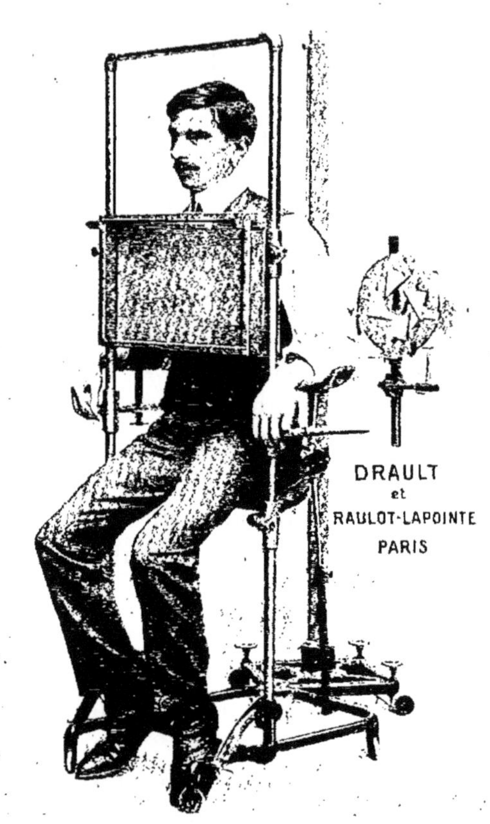

FIG. 15. — Fauteuil-pliant transportable ; utilisation en position directe antérieure.

place et le malade y appuie soit le dos, s'il s'asseoit à la manière habituelle, soit le sternum, s'il s'asseoit dans le sens inverse, entre les deux montants de ce fauteuil, soit une des deux aisselles, s'il s'asseoit de côté, soit enfin une région de la poitrine intermédiaire aux précédentes, s'il s'asseoit jambe de-ci, jambe de-là, et pour ainsi dire à cheval sur l'un des deux montants, suivant

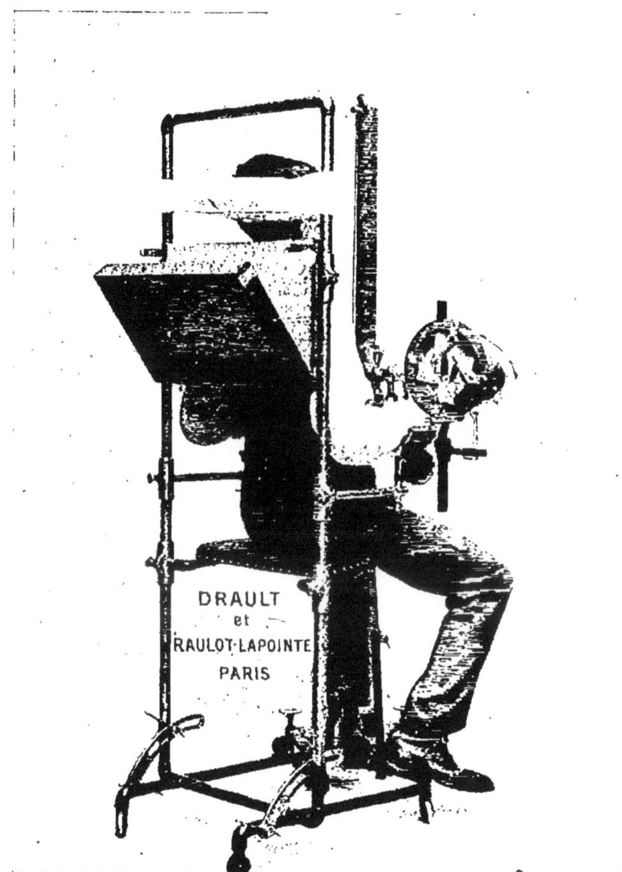

Fig. 16. — Fauteuil-pliant transportable, utilisation en position directe postérieure.

que le médecin veut radiographier le thorax de dos, de face, de profil ou obliquement.

Comme on le voit, ce fauteuil réunit les qualités du

modèle de cabinet (analogue à celui de Holzknecht et Kienböck), construit par Drault sur les indications du Dr Béclère. Il y joint ceux d'être très léger, de se replier sur lui-même de manière à occuper le minimum d'espace et d'être ainsi très facilement transportable; il ne pèse d'ailleurs que 12 kilos environ.

Nous ne doutons pas que ce fauteuil, très ingénieusement combiné, ne rende de grands services dans le cas de radio-examen au domicile des malades, car l'exploration du thorax au moyen des rayons de Röntgen entre de plus en plus, et à juste titre, dans la pratique courante.

Lit-table transportable. — Il fallait enfin un dernier instrument pour rendre complète la série des appareils transportables de radiologie médicale. C'était un lit pouvant servir également de table, pour le radio-examen des organes, surtout abdominaux, dans la position couchée. Drault vient heureusement de combler cette lacune et d'établir un appareil fort simple et très pratique ; le **lit-table transportable**, c'est un simple cadre rectangulaire en tubes d'acier, long de 1 m. 70, large de 65 centimètres, sur lequel est tendue à force, au moyen d'une solide corde, une toile portant des œillets de cuivre sur toute sa périphérie. On peut emporter en même temps les deux tréteaux pliants en bois sur lesquels on disposera ce cadre, mais à vrai dire deux chaises quelconques suffisent. La toile étant très perméable aux rayons X, on obtiendra d'excellentes épreuves dans tous les cas où l'on doit mettre l'ampoule en dessous. Dans les cas de radiographie dans le decubitus dorsal, plaque sous le malade, on place le châssis-tiroir sur les bords du cadre, dans une partie correspondante à la région à radiographier; le reste du lit est amené à même hauteur au moyen d'oreillers.

Enfin un petit instrument qui rend les plus grands services pour immobiliser la partie du corps du malade à radiographier, est la *bande fendue* du Dr Robinsohn. C'est une bande de toile, large de 15 centimètres environ, — mais il est utile d'en posséder de plusieurs largeurs, — et longue environ de 1 m. 10. Elle est percée en son milieu d'une fente destinée à laisser passer un des chefs de la cravate après un tour complet autour du membre ou de la partie à immobiliser. Ces deux extrémités portent des crochets qui servent à soutenir des poids de traction (sac de sable, par exemple) de 1 à 2 kilos. Cette description est à elle seule suffisante pour faire saisir le mode d'utilisation de cet ingénieux appareil. Disons seulement que son emploi est possible dans toutes les positions; il suffit par exemple, dans les positions verticales, d'en faire se réfléchir les extrémités, supportant les poids, sur des taquets fixés à hauteur convenable le long des montants du fauteuil.

DEUXIÈME PARTIE

LE RADIODIAGNOSTIC AU DOMICILE DES BLESSÉS ET DES MALADES

« Le nouveau mode d'examen physique des organes, qu'est l'exploration au moyen des rayons de Röntgen, est loin d'occuper dans la pratique médicale la place qui lui est due. Le nombre des médecins outillés pour y soumettre leurs malades est encore très restreint, et, parmi les médecins dépourvus des instruments nécessaires, la plupart, insuffisamment renseignés sur l'étendue et les limites de ses applications, ou bien ne l'appellent pas à leur aide quand il pourrait leur être le plus utile, ou bien lui demandent plus qu'il ne pourrait donner. »

Ces lignes, qu'écrivait le Dr Béclère en 1904, si elles ne sont pas restées entièrement vraies en ce qui concerne la capitale, où le nombre des médecins mettant les rayons X à contribution va chaque jour grandissant, sont cependant encore presque entièrement exactes en ce qui concerne la province. Aussi, dans cette deuxième partie de notre travail, nous voudrions montrer les principaux renseignements qu'un médecin averti peut demander à l'exploration des rayons de Röntgen. Nous serons forcément incomplet, mais notre but est surtout de faire connaître les nombreux cas où le mode d'examen est, de l'avis de tous, le procédé de choix, et la technique à adopter pour avoir le maximum de renseignements.

Mais avant de traiter de la technique spéciale aux différents cas qui peuvent se présenter, nous croyons bon de rappeler brièvement les *règles générales* de l'exploration radiologique, ainsi que la *technique générale* de la radioscopie et de la radiographie.

CHAPITRE PREMIER

RÈGLES GÉNÉRALES DE L'EXPLORATION CLINIQUE A L'AIDE DES RAYONS DE RÖNTGEN.

Ces règles générales valent, bien entendu, pour l'exploration au domicile des malades aussi bien que pour l'exploration au cabinet du médecin radiologiste.

Nécessité absolue pour le radiologiste d'être médecin. — Nous estimons que, pour la sécurité des malades, tout individu qui se propose d'établir un diagnostic — d'où découleront forcément un pronostic et un traitement — à l'aide d'un moyen quelconque, physique, chimique, psychique même, doit être pourvu de toutes les connaissances nécessaires à l'obtention du titre de **docteur en médecine**, c'est-à-dire soit médecin. Dans l'emploi des rayons de Röntgen comme instrument de diagnostic, il est nécessaire de posséder tout un ensemble de connaissances anatomiques, physiologiques, pathologiques et cliniques dont l'acquisition représente plusieurs années d'études laborieuses et de fréquentation assidue de l'hôpital (Béclère). Ce sont ces connaissances, en effet, qui permettront au médecin radiologiste d'obtenir, dans la meilleure situation relative du malade et de l'ampoule, l'image qui servira le mieux au diagnostic et surtout d'interpréter judicieusement cette image, ce qui est la partie la plus difficile de sa tâche.

Nous n'insisterons pas davantage sur cette nécessité qui n'aurait jamais dû soulever de difficultés et qui d'ailleurs est admise maintenant à peu près partout et par tous.

Utilité dans la plupart des cas de débuter par l'examen radioscopique. — Depuis longtemps, le Dr Béclère insiste sur ce fait qu'il est très utile de commencer une exploration radiologique par l'examen radioscopique. Il est bien évident, cependant, que cette utilité n'a pas la même valeur dans tous les cas. Dans l'exploration radiologique du squelette, par exemple, les autres modes d'investigation, tels que l'inspection, la palpation suffisent souvent pour déterminer quelles sont les positions relatives du malade ou du membre malade, de l'ampoule et de la plaque sensible qui permettent l'obtention de l'image la plus fournie en renseignements utiles au diagnostic. Dans l'exploration radiologique du rein, où l'on n'a pas le choix entre diverses positions et où souvent l'examen radioscopique ne donne que peu de renseignements, il va de soi qu'on peut négliger cet examen préalable. Mais pour l'exploration des organes thoraciques, du tube digestif, il n'en va pas de même. L'examen radioscopique a beaucoup plus d'intérêt que l'examen d'une simple épreuve radiographique. Certaines données ne sont fournies que par ce mode d'exploration qui montre les organes en mouvement et fait apercevoir en peu d'instants un grand nombre d'images diverses. Dans beaucoup de cas même, la radiographie devient inutile. Dans d'autres cas aussi, elle ne deviendra utile que grâce à ce procédé d'exploration radioscopique préalable, qui aura décelé l'image intéressante à fixer, et qu'il y aura lieu de conserver comme document.

Nous ne pouvons résister au désir de transcrire ici ce qu'a écrit M. le Dr Béclère dans son livre : *les Rayons Röntgen et le Diagnostic des maladies internes,* à propos de l'importance de l'examen radioscopique dans l'exploration radiologique du thorax :

« La radioscopie possède le privilège inappréciable de représenter les mouvements invisibles des organes intrathoraciques, de montrer la descente et l'ascension alternées du diaphragme, le jeu des côtes, l'expansion et le retrait des poumons, la systole et la diastole du cœur, les pulsations rythmiques de l'aorte, le cheminement dans l'œsophage des corps opaques déglutis. Seule elle révèle, à l'état pathologique, la mobilité des corps étrangers des bronches, les différences de l'élasticité des poumons, les mouvements des épanchements pleuraux, les déplacements respiratoires du médiastin, les troubles du jeu costal, de la contraction diaphragmatique et de la déglutition œsophagienne. Elle apporte ainsi au diagnostic toute une somme de renseignements de haute valeur, qu'il n'est pas possible de demander à la radiographie.

« La radioscopie joint à ce privilège l'avantage de donner en quelques instants toute une série d'images diverses d'un même thorax, capables de se compléter et de se corriger mutuellement. A chaque changement apporté dans la position relative de l'ampoule, du malade et de l'écran, à chaque variation dans la qualité des rayons qui éclairent ce dernier, correspond une nouvelle image. Un examen radioscopique du thorax n'est complet que s'il fait voir toutes ou presque toutes ces images. De leur comparaison, beaucoup mieux que d'une simple épreuve radiographique, le médecin exercé obtient une bonne représentation mentale des organes thoraciques ; il parvient à voir leurs rapports dans l'espace comme les lui montreraient la radioscopie et la radiographie stéréoscopiques.

« Dans certains cas, cependant, la radiographie devient le complément obligé de la radioscopie. Les images radiographiques montrent à l'œil qui les examine dans les meilleures conditions d'éclairage, c'est-à-dire avec le maximum d'acuité visuelle, une finesse de détails et une précision de contours que ne présentent pas au même degré les images radiographiques observées à la lumière relativement faible de l'écran fluorescent, avec une acuité visuelle toujours diminuée. Le plus souvent, et pour les organes du médiastin en particulier, cette finesse et cette précision ne sont pas nécessaires, mais elles deviennent parfois indispensables à l'examen du parenchyme pulmonaire, surtout pour le diagnostic précoce de la tuberculose.

« Quand le médecin veut fixer par la radiographie un des aspects du thorax, il choisit dans la multitude des images radioscopiques celle qui atteint le mieux le but cherché ; l'écran fluorescent joue en quelque sorte dans ce cas le rôle de la glace dépolie ou de la chambre claire des appareils photographiques.

« Le plus souvent, d'ailleurs, pour obvier à la fugacité des images radioscopiques, il suffit d'en reproduire au crayon les principaux contours sur un calque ou sur la peau même du malade. »

Nécessité de l'exploration en diverses positions. — Comme on peut s'en rendre compte par ce qui précède, la position relative de l'ampoule et du malade doit varier suivant l'organe examiné, suivant même la partie d'organe examinée ou le siège de la lésion qu'on y observe. Nous signalons ici les principales positions du malade qu'on utilise en pratique ; au chapitre de la technique, nous indiquerons la position de choix de l'ampoule et du malade pour telle exploration particulière.

Tantôt, et surtout dans l'exploration des organes abdominaux, on emploie les diverses **positions horizontales :** décubitus dorsal, abdominal ou latéral (c'est alors que se recommande l'emploi du lit-table décrit plus haut) ; tantôt, et surtout pour l'examen des organes intrathoraciques, on utilise les différentes **positions verticales** : le sujet est debout, ou si cette position lui est incommode, assis sur un siège spécial, lui permettant d'étendre les cuisses sur le bassin. Le Dr Béclère a fait établir dans ce but un siège à hauteur réglable, pouvant s'adapter à toutes les tailles et capable de pivoter sur son axe. C'est un tabouret à vis du genre des tabourets de piano, muni d'un siège en forme de selle de bicyclette. Le siège du fauteuil-pliant transportable est aussi de ce genre.

Les positions verticales se divisent en positions *directes*, antérieure ou postérieure : le sujet est traversé par les rayons d'arrière en avant ou vice versa ; *transverses* latérales droite ou gauche : le rayonnement traverse le sujet d'une aisselle à l'autre ; *obliques* antérieure ou postérieure, droite ou gauche : le sujet, ayant une de ses aisselles appliquée contre l'écran, fait en avant ou en arrière une rotation de 45° environ sur son axe. S'il a son aisselle droite appliquée contre l'écran — le bras étant relevé — et que la face antérieure de son thorax fasse un angle aigu avec l'écran, il se trouve dans la *position d'examen oblique antérieur droit :* il est alors obliquement traversé par les rayons d'arrière en avant et de gauche à droite. C'est dans cette position très importante à connaître, que la dissociation de l'ombre médiane (de l'examen antérieur ou postérieur) est particulièrement nette. Les deux ombres principales qui la constituent, l'ombre vertébrale et l'ombre cardio-aortique, s'écartent l'une de l'autre, et, pour un certain angle de rotation, 45° environ, laissent entre elles une nouvelle zone claire en forme d'étroite bande verticale : *l'espace clair médian.*

On utilise aussi les positions d'*examen oblique postérieur gauche :* c'est tout l'opposé de la précédente (le malade a fait 180° sur lui-même), *oblique antérieur gauche, oblique postérieur droit.* Le fauteuil-pliant transportable, dont nous avons parlé, a été étudié et construit précisément dans le but de permettre facilement l'obtention d'épreuves radiographiques dans ces différentes positions.

Parmi les positions horizontales, on utilise surtout le *décubitus dorsal* dans l'exploration du foie ou de la vésicule biliaire, des reins, de la vessie, des membres, etc., et le *décubitus latéral droit* ou gauche dans l'exploration de la selle turcique, ou l'estomac, etc.

D'ailleurs, dans chaque cas particulier, on est en droit d'adopter, suivant les circonstances, une technique spéciale, avec des instruments auxiliaires spéciaux, un seul but guidant l'opérateur : obtenir avec les rayons de Röntgen le maximum de renseignements utiles au diagnostic.

Valeur des renseignements fournis par

l'exploration radiologique. — Enfin, on se rappellera que si l'exploration radiologique donne de très précieux renseignements au sujet du *siège*, de la *forme*, de l'*étendue* d'une lésion, elle ne donne aucun renseignement certain sur la *nature* de cette lésion. On devra donc se mettre en garde contre toute interprétation hâtive et ne décider de la nature d'une lésion révélée par les rayons de Röntgen, qu'après avoir demandé à tous les autres procédés d'investigation tous les renseignements qu'ils pouvaient fournir et fait appel à tout son sens clinique.

CHAPITRE II

TECHNIQUE GÉNÉRALE ET PROCÉDÉS SPÉCIAUX DE LA RADIOSCOPIE ET DE LA RADIOGRAPHIE

Dans ce chapitre, nous indiquerons rapidement les principales conditions qui permettent de faire au domicile des blessés et des malades des examens radioscopiques et des épreuves radiographiques utiles au diagnostic.

Conditions d'obtention des images. — Les images radioscopiques peuvent être grossièrement comparées à ce qu'on appelle les ombres chinoises. Mais pendant que pour ces ombres les sujets interposés entre le projecteur et l'écran arrêtent complètement les rayons lumineux, pour les images radioscopiques il n'en est plus ainsi : les différents corps se trouvant sur le trajet du rayonnement de Röntgen arrêtent une plus ou moins grande partie de ce rayonnement et donnent sur l'écran une ombre plus ou moins foncée. L'image radioscopique sera donc d'autant plus nette que les contrastes seront plus marqués, et elle aura une valeur diagnostique d'autant plus grande que l'organe ou la lésion examinée apparaîtra plus nettement sur l'écran ou la plaque. Mais quelles sont les raisons qui font que tel corps donne une ombre très sombre sur l'écran et que tel autre ne donne qu'une ombre à peine perceptible? C'est ce que nous nous proposons d'indiquer rapidement.

Deux ordres de conditions régissent cette différence d'intensité des ombres de Röntgen.

Il existe d'abord des *conditions intrinsèques*, c'est-à-dire dépendant de la nature des corps traversés par les rayons X, puis des *conditions extrinsèques* dépendant de l'appareillage employé et de son utilisation.

a) **Conditions intrinsèques.** — Tout le monde sait que les divers corps de la nature sont inégalement perméables au rayonnement lumineux, mais pour quelles raisons, nous l'ignorons encore. Au contraire, pour le rayonnement de Röntgen nous connaissons le déterminisme de cette perméabilité, et ce déterminisme réside tout entier dans le *nombre* et le *poids* des atomes traversés par le rayonnement X.

Cette notion n'apparaît pas d'emblée comme évidente. Cependant, depuis longtemps les expérimentateurs connaissent l'importance de ces facteurs.

Le nombre des atomes traversés par le rayonnement X dépendra d'une part de *l'épaisseur* et, d'autre part, de la *densité* du corps en question. Il faut donc, dans une certaine mesure, tenir compte de ces deux qualités physiques.

Le poids des atomes, ou *poids atomique,* est un facteur plus important à considérer. En effet, en se plaçant dans des conditions d'expérimentation analogues au point de vue densité et épaisseur, les corps sont d'autant plus opaques aux rayons de Röntgen — ou, ce qui revient au même, laissent filtrer d'autant moins de rayons ou en absorbent (1) d'autant plus — que leur poids atomique est plus élevé. Ainsi, le calcium qui a pour

(1) Nous verrons plus loin, au chapitre de la radiothérapie, l'importance de ces deux notions : filtration et absorption des rayons X.

poids atomique 40, est moins perméable aux rayons X que le sodium, dont le poids atomique est 23 ; de même le phosphore — poids atomique 24 — l'est moins que le carbone, poids atomique 12. Pour une même épaisseur et même densité, un morceau de phosphore donnera donc à l'écran une ombre beaucoup plus sombre qu'un morceau de charbon. Sur la plaque, ce serait l'inverse, mais non sur l'épreuve.

Cette fonction atomique est constante et indépendante de l'état physique (solide, liquide ou gazeux) des corps et même de l'état d'arrangement physique ou chimique (combinaison ou mélange) des molécules qui entrent dans la composition des corps. C'est ainsi qu'une même quantité d'eau, traversée par le même rayonnement X, donnera toujours une ombre de même intensité, que cette eau soit liquide ou à l'état de glace ou de vapeur, qu'elle soit même décomposée en ses éléments, — hydrogène et oxygène, — alors simplement mélangés, si le nombre des atomes de même poids rencontrés par le faisceau des rayons X est toujours le même.

Il est alors facile de comprendre pourquoi le squelette d'une région apparaît sur l'écran ou sur la plaque plus facilement que les parties molles. Celui-là, en effet, de densité relativement élevée et composé d'éléments à poids atomique considérable (surtout phosphore et calcium combinés) arrête beaucoup plus de rayons que celle-ci, de densité faible et dont les éléments chimiques n'ont qu'un poids atomique également faible (hydrogène 1, oxygène 16, carbone 12, azote 14). Sur l'écran, l'image sombre du tissu osseux contrastera donc beaucoup avec l'ombre très peu accentuée des parties molles. Mais ces parties molles pourront souvent être représentées distinctement sur l'écran ou la plaque : il suffit, en effet, qu'elles aient entre elles une différence de perméabilité aux rayons X suffisante.

Les organes intrathoraciques offrent à l'exploration radiologique des conditions idéales : ils sont, en effet, très inégalement perméables. Le cœur et l'aorte donnent des images sombres ; le parenchyme pulmonaire, faisant fond, apparaît en clair et la cage thoracique à claire-voie rend possible leur examen complet.

Pour les organes abdominaux, ces conditions sont beaucoup moins favorables, car tous ont à peu près même perméabilité. Ils donnent, surtout à l'écran, une teinte grise sensiblement uniforme. Mais on peut artificiellement modifier ces conditions. On arrive, en effet, à voir des images très suffisamment nettes de la plupart des organes abdominaux en les rendant — ou en rendant les organes qui les entourent — soit beaucoup plus perméables aux rayons X, soit beaucoup plus opaques à ces mêmes rayons.

Pour rendre plus perméables aux rayons X les organes creux du tube digestif, il suffit d'y introduire de l'air par insufflation ou mieux un mélange effervescent (potion de Rivière). De même, pour rendre ces organes opaques on utilise le plomb (poids atomique 200), le mercure (poids atomique 207), le bismuth (poids atomique 210), ou leurs sels. C'est surtout aux sels, et principalement au carbonate de bismuth que l'on a recours actuellement. Nous dirons plus loin, — au chapitre de l'exploration radiologique du tube digestif, — la manière d'effectuer ces diverses opérations : insufflation et ingestion de sels de bismuth. (Depuis quelque temps, on parle beaucoup de l'emploi d'un nouveau corps, l'oxyde de zirconium, qui serait très opaque aux rayons X et absolument insoluble.)

b) **Conditions extrinsèques.** — Les conditions extrinsèques sont celles qui dépendent surtout de l'appareillage employé pour la production du rayonnement, c'est-à-dire de la puissance de la source à basse tension (courant des accumulateurs dans le cas particulier qui nous occupe), de la valeur du transformateur (bobine), enfin, et surtout, de l'ampoule et de son réglage. La question de la source à basse tension et du transformateur ayant été déjà traitée, nous n'insisterons pas ; nous dirons seulement qu'il faut, au domicile du malade, faire donner à ces divers appareils le maximum de débit qu'ils sont capables de fournir. Nous insisterons davantage sur l'utilisation de l'ampoule, sur son réglage, car avec la meilleure source de courant on peut, si l'on emploie une ampoule mauvaise ou mal réglée, avoir un rayonnement ne permettant aucunement la différenciation des organes.

Importance qu'il y a à connaître la qualité et la quantité des rayons employés, et nécessité de pouvoir agir rapidement sur leur qualité. — Nous n'avons parlé précédemment que d'une seule sorte d'ampoule : l'ampoule Chabaud à osmo-régulateur, et en avons préconisé l'emploi, comme nous paraissant actuellement la mieux adaptée à l'exploration radiologique au domicile des malades : la question de la qualité de l'ampoule ne se pose donc plus. Reste la question si importante de son réglage. Il est d'abord absolument nécessaire de connaître la qualité des rayons émis par l'ampoule employée. De cette qualité, en effet, dépendra dans une large mesure la netteté des images obtenues ; de plus, le degré de pénétration *optimum* varie avec les régions à explorer. On aura donc eu soin de fixer à l'avance les conditions dans lesquelles on obtient, pour l'exploration d'une région déterminée, un rayonnement du degré de pénétration voulu. Par exemple, à l'aide du radio-chromomètre de Benoît, on aura détérminé, pour un certain degré de vide du tube et pour une intensité donnée du courant qui le traverse, la longueur d'*étincelle équivalente*, c'est-à-dire la distance qu'il convient de ménager entre les pointes du spintermètre (1), pour obtenir des rayons n°s 6, 7 ou 8 Benoît. On comprend qu'il suffise de se placer à nouveau exactement dans les mêmes conditions pour obtenir le même rayonnement.

En radiographie, pour les temps de pose, qui sont inversement proportionnels à la quantité de rayons employés, on aura de même fixé, une fois pour toutes, le nombre de minutes ou de secondes nécessaires, avec un rayonnement donné, pour obtenir de bonnes épreuves des diverses régions du corps. Avec l'appareillage décrit plus haut, ces poses n'excèdent jamais dix minutes, — et ce, pour les régions les plus épaisses, telles que le bassin ou la colonne lombaire, — et pourront, à l'aide d'écrans renforçateurs, être réduites dans certains cas à une durée de trente à quarante secondes et même moins. Ces courtes poses permettent la radiographie en apnée.

Il est aussi de toute nécessité de pouvoir agir rapidement sur la qualité des rayons émis par le tube à vide. Suivant l'épaisseur et la nature de la région

(1) A. Béclère. *Mesure indirecte du pouvoir de pénétration des rayons de Röntgen à l'aide du spintermètre.* (*Archives Électro-Médicales*, n° 88. 15 avril 1900).

examinée, suivant la sensibilité lumineuse de l'observateur au moment de l'examen, le pouvoir de pénétration des rayons doit atteindre exactement un certain degré en deçà et au delà duquel l'image radioscopique n'est plus aussi diversement ni aussi nettement nuancée. Les mêmes substances, en effet, transparentes pour des rayons d'une certaine pénétration, sont opaques pour des rayons de pénétration plus faible (Béclère). Il y a donc grand avantage, pour avoir en radioscopie le maximum de renseignements, à pouvoir faire passer en quelques instants le pouvoir de pénétration des rayons par toute une série ascendante et descendante de degrés. On sait qu'on obtient ce résultat en augmentant ou en diminuant le vide de l'ampoule. En pratique, on a rarement l'occasion d'augmenter le vide de l'ampoule, c'est-à-dire de lui soustraire une partie de l'hydrogène raréfié qu'elle contient, car en marche aux régimes usuels avec les appareils transportables, l'ampoule Chabaud durcit, c'est-à-dire que son atmosphère gazeuse se raréfie de plus en plus.

De même en radiographie, pour maintenir constant pendant tout le temps de l'opération le degré choisi de pénétration des rayons émis par le tube en marche, il est nécessaire de posséder un régulateur de vide parfait.

L'*osmo-régulateur* de Villard, monté sur l'ampoule dont nous avons parlé, nous paraît être l'instrument de choix. Il ne faudra pas oublier d'emporter la petite *lampe à alcool*, à manche isolant, qui permet de faire fonctionner cet osmo-régulateur, lors même que l'ampoule est en marche.

Importance du rayon normal et emploi du

diaphragme-iris. — L'image radioscopique ou radiographique étant la projection conique des objets ou organes interposés entre l'ampoule et l'écran ou la plaque sensible, c'est seulement dans la région où tombe le faisceau de rayons normaux à cet écran ou à cette plaque, que les images sont le moins déformées.

Cette constatation montre tout d'abord qu'on a toujours intérêt à éloigner dans la limite du possible le foyer des rayons de la région à explorer et à rapprocher celle-ci le plus possible de l'écran ou de la plaque. C'est cette dernière conséquence qui guide le médecin radiologiste dans le choix de la position d'examen. Par l'éloignement de l'ampoule, on tend à rendre le rayonnement incident équivalent à un rayonnement parallèle, pour obtenir ainsi le minimum de déformations des images. Mais en pratique, et surtout avec l'emploi de l'appareillage transportable, on est vite limité, car l'intensité du rayonnement incident diminuant comme le carré de la distance de l'ampoule à la plaque ou à l'écran, les temps de pose deviennent trop longs ou l'éclairage de l'écran trop faible. Ce procédé, qu'utilise la **téléradiographie**, pourra avoir cependant quelques indications au domicile des malades dans les cas de régions à radiographier peu épaisses, telles qu'un membre, et dont la partie intéressante offre avec les parties voisines une différence de poids atomique suffisante pour permettre d'obtenir des contours déjà nets avec des poses courtes.

Mais du fait que le rayonnement émis par le tube est divergeant et que seulement en une certaine région son incidence à la plaque ou à l'écran est *normale*, il résulte cette autre conséquence qu'il devient très intéressant d'abord de connaître cette région, ensuite d'en pouvoir facilement faire varier la place sur l'écran ou la plaque, afin d'y obtenir des images non déformées de tel ou tel point de l'organe examiné. Il importe donc de pouvoir rapidement déterminer le *point d'incidence normale* ou *rayon normal*, et facilement mobiliser l'ampoule dans tous les sens.

Nous avons vu plus haut quel était l'instrument qui permettait l'exacte détermination du point d'incidence normale : c'est l'indicateur d'incidence. Mais en pratique, avec une ampoule centrée, on n'utilise plus cet instrument.

En radiographie, il est très facile d'imaginer l'axe du compresseur ou du localisateur et d'en faire passer le prolongement par le point intéressant de la région à radiographier. Dans le cas particulier d'une radiographie dans la position horizontale, on utilise un simple *fil à plomb*, placé de manière telle que sa direction, prolongée dans les deux sens, passe d'une part par le centre de l'anticathode, et de l'autre par le centre de la région à radiographier.

En radioscopie, on utilise dans le même but le *diaphragme-iris* (1) mobile avec l'ampoule ; si celle-ci est centrée, le rayon normal passe toujours exactement par le centre fixe de son ouverture variable. Pour faciliter la localisation de ce centre, on rétrécit au minimum l'ouverture du diaphragme, et c'est alors au centre de la surface restreinte d'illumination de l'écran que l'incidence des rayons est normale à cet écran.

(1) A. Béclère. *L'emploi du diaphragme-iris en radioscopie et son utilité pour la détermination du poids d'incidence normal.* (*Archives, électr. méd.* n° 94. 15 octobre 1900).

L'emploi du diaphragme relève d'ailleurs d'une autre nécessité aussi bien en radioscopie qu'en radiographie. Les *rayons secondaires* de Sagnac ou plus exactement les *rayons parasites* de Béclère (1) nuisent beaucoup à la netteté des images. Il est donc nécessaire de ne laisser passer, parmi les rayons qui sortent en tous sens de l'ampoule, qu'un faisceau plus ou moins étroit, par conséquent plus ou moins débarrassé de ces rayons parasites. C'est ce que permet de faire le diaphragme-iris.

Le diaphragme-iris est donc, fait remarquer Béclère, un instrument à deux fins. Il sert d'abord à limiter au gré de l'observateur, par une ouverture dont la forme et les dimensions sont variables, le faisceau de rayons de Röntgen qu'illumine l'écran ; il permet ensuite d'étudier l'incidence des rayons aux divers points illuminés, et montre sur l'écran à chaque instant de l'examen, quelles que soient la position de l'ampoule et l'attitude du malade, le point précis où l'incidence est normale.

Orthodiagraphie clinique. — La grande mobilité du foyer des rayons de Röntgen, que nous avons signalée plus haut comme étant une nécessité, et que réalise d'ailleurs au plus haut point le porte-ampoule de Drault, permet de faire tomber le rayon normal en un point quelconque de l'écran, par conséquent, de le faire passer successivement par tous les points de l'organe, de la tumeur, ou d'une lésion quelconque soumis à l'examen. Si, à l'aide d'un crayon gras écrivant

(1) Béclère appelle ainsi « toutes les radiations capables d'exciter la fluorescence de l'écran et n'ayant pas pour point de départ l'anticathode métallique de l'ampoule. »

sur le verre, on marque sur l'écran tous ces points, ou du moins les principaux, tels que ceux des contours, on obtiendra ainsi un dessin qui sera, non plus une projection conique, c'est-à-dire une image déformée, mais une *projection droite*, c'est-à-dire une image exacte des contours de l'organe ou de la lésion examiné. C'est là le principe d'une méthode féconde en renseignements qu'on nomme : l'**orthodiagraphie**, principe émis dès 1900, devant la Société médicale des hôpitaux, par le Dr Béclère. Depuis, il a été réalisé de nombreux instruments qui permettent d'obtenir rapidement un orthodiagramme en promenant le rayon normal tangentiellement à l'organe ou à la lésion dont on veut dessiner les contours. (Appareils de Guilleminot, Moritz, etc.)

Ce sont des appareils fort ingénieux, mais très compliqués. Ils sont d'ailleurs d'une précision inutile aux besoins de la pratique : ce sont, à notre avis, des instruments de laboratoire, dont en tous cas l'emploi au domicile des malades ne saurait être indiqué.

Mensuration des organes profonds. — Le grand bénéfice de l'emploi de la méthode orthodiagraphique est la possibilité de mesurer les différents diamètres des organes profonds. Or, cela, tout médecin radiologiste peut le faire au domicile des malades sans autre appareil spécial que le diaphragme-iris. Par exemple, pour la mensuration des différents diamètres du cœur, il suffit, tandis que le sujet, placé dans la position la plus propice à l'examen de ces diamètres, et l'écran fluorescent, demeurent parfaitement immobiles, de déplacer l'ampoule de telle sorte que le rayon normal devienne successivement tangent au bord droit et au bord gauche de l'ombre du cœur, ou au bord supérieur et au bord inférieur, suivant le diamètre considéré ; en d'autres termes, il faut que le point d'incidence normale se confonde alternativement avec le contour droit et le contour gauche ou le bord supérieur et le bord inférieur de l'ombre du cœur. Après avoir noté sur l'écran, ou mieux sur une feuille de papier calque placée au-devant de sa surface fluorescente (et que l'on pourra conserver aux fins de comparaisons ultérieures), les deux positions successives du point d'incidence normale, on mesure la distance qui les sépare et l'on obtient sans calcul la longueur du diamètre cherché. On peut, de la même manière, mesurer exactement les excursions diaphragmatiques pendant les mouvements respiratoires. C'est là un procédé général excessivement précieux qui permet de suivre pas à pas l'évolution d'une tumeur, par exemple, ou les bénéfices d'un traitement.

Recherche, localisation, extraction des corps étrangers à l'aide des rayons de Röntgen. — Mais les services rendus par la connaissance du rayon normal et l'emploi du diaphragme-iris ne se bornent pas là. Nous leur retrouvons encore la même importance dans la *localisation des corps étrangers* décelés par les rayons de Röntgen. Lorsque, pour diverses raisons, on soupçonne un malade d'être porteur d'un corps étranger, il est indiqué actuellement, de l'avis de tous, de *rechercher* d'abord, de *localiser* ensuite, et quelquefois même d'*extraire* ce corps étranger à l'aide des rayons de Röntgen. C'est d'ailleurs une des plus anciennes applications de la méthode. Bien peu nombreux, en effet, sont les corps étrangers qui ne sont pas décelés soit à l'écran, soit sur la plaque.

Leur recherche ne présente rien de particulier. Il faut cependant savoir qu'un examen négatif à l'écran ne saurait faire affirmer la non-existence du corps étranger dans la région explorée, car il en est de petites dimensions et de nature spéciale, tels que les éclats de verre, qui ne se révéleront que sur l'épreuve radiographique.

Lorsqu'un corps étranger a été reconnu dans une région quelconque, il faut le plus souvent procéder à sa localisation, c'est-à-dire à la détermination de la place qu'il occupe dans l'organe ou la région profonde où il a été aperçu, à l'aide de points de repère accessibles extérieurement. Car, la recherche et la localisation des corps étrangers étant demandées en général dans le but de les faire extraire, il devient nécessaire de donner au chirurgien des points de repère qui le guideront lors de l'extraction. Il s'agit donc de déterminer un point inaccessible par des points de repère accessibles.

Diverses sont encore les solutions apportées à ce problème et la plupart comportent des instruments spéciaux. A notre avis, là encore il n'est besoin d'aucun instrument particulier.

Nous devons tout d'abord signaler le procédé très simple, couramment employé et bien souvent suffisant, qui consiste à prendre successivement deux radiographies dans deux directions aussi différentes que possible (à 90° ordinairement) avec l'emploi ou non d'index métalliques collés sur le tégument. Ce procédé ne permet qu'une localisation approximative et ne saurait convenir à tous les cas.

La connaissance du rayon normal et l'emploi du diaphragme-iris suffisent à l'application d'une méthode générale que nous avons vu plusieurs fois réussir dans des cas où les instruments spéciaux avaient échoué (cas du Dr Béclère).

Un point est déterminé lorsqu'on connaît la direction de deux lignes droites qui se coupent à son niveau. D'autre part, il suffit, pour déterminer une droite, de connaître deux de ses points ; cela nous fait donc en tout quatre points à déterminer. Voyons comment nous allons procéder :

Supposons que nous ayons à localiser une balle de revolver aperçue dans la région de l'hypocondre gauche. Notre malade étant dans la position de l'examen antérieur, c'est-à-dire face à l'écran, nous faisons passer le rayon normal par le corps étranger. Ce rayon normal constitue alors la première des deux droites à connaître. Les deux points qui vont nous servir à la déterminer seront d'abord le point d'entrée du rayon normal dans la partie supéro-externe de la région lombaire gauche, puis son point de sortie dans l'hypocondre gauche. Pour marquer ces points, on se sert d'un crayon dermographique à gaine métallique, ce qui permet de l'apercevoir sur l'écran, et l'on marque sur la peau du malade le point postérieur, par exemple, puis le point antérieur de la manière suivante : une fois que l'on s'est assuré que le rayon normal passe bien par la balle et qu'on a ouvert légèrement le diaphragme, pour plus de commodité, on introduit la pointe du crayon dans la plage illuminée d'abord en arrière du blessé et l'on cherche à faire coïncider son ombre avec l'ombre de la balle ; lorsque ces deux ombres coïncident, on appuie suffisamment le crayon pour faire une marque à l'endroit correspondant de la surface du corps du blessé ; puis on fait passer la pointe du crayon en avant du malade, on fait à nouveau coïncider les ombres de la pointe et de la balle et l'on fait comme précédemment une marque sur la peau. La ligne imaginaire qui réunit ces deux points au travers du sujet constitue la première droite à connaître.

Pour déterminer la seconde, on opère identiquement de la même façon après avoir fait tourner le malade d'un angle de 90° ou à peu près.

Nous voilà donc en possession de nos quatre points de repère. Dès lors, il devient très facile, pour avoir une notion suffisante de la situation du corps étranger, d'imaginer deux droites qui se coupent en réunissant par la pensée ces quatre points deux à deux.

Nous devons dire de suite qu'en pratique il faut se garder de faire de telles localisations dans la station debout. En effet, avec les changements d'attitude du malade, il arrive fréquemment que le corps étranger change de place, soit seul, s'il est libre dans une cavité, soit avec l'organe dans lequel il est fixé. On s'efforcera donc, autant que possible, de localiser le corps étranger dans la position même que devra avoir le malade pendant l'extraction. Le mode opératoire en devient légèrement plus compliqué ; disons cependant que l'emploi du lit-table que nous avons décrit simplifie bien les choses au domicile du malade.

Enfin, dans certains cas, on devra faire la localisation sur la table même d'opération, *le malade étant dans la position exacte où il devra être opéré.*

D'ailleurs, il est des cas où l'extraction devra se faire sous le contrôle de l'écran. Supposons, par exemple, une balle au fond d'un trajet : il suffit d'aller toucher la balle avec un stylet métallique qu'on laisse en place et qui sert de guide; il pourra devenir nécessaire au chirurgien de reprendre, au cours de l'opération même, connaissance de l'existence d'abord, puis de la situation nouvelle d'un corps étranger qu'il pourrait avoir enlevé ou déplacé par mégarde.

En somme, la méthode générale que nous venons de décrire adaptée à chaque cas particulier, est aussi bien applicable au domicile des malades qu'au cabinet du médecin.

Stéréoradiographie. — Enfin, il est encore un autre procédé radiographique qui peut rendre d'utiles services dans la localisation des corps étrangers, ainsi que dans le radio-examen des lésions osseuses, c'est la radiographie stéréoscopique ou **stéréoradiographie.**

Elle consiste « en l'examen au stéréoscope de deux clichés ou de deux épreuves radiographiques d'un même organe successivement pris en deux positions différentes de l'ampoule, de part et d'autre et à égale distance d'un point fixe. Les deux images, quelque peu dissemblables, vues au stéréoscope, donnent les sensations du relief et de la profondeur : elles font naître l'illusion de l'organe réel reconstitué dans l'espace avec ses différents plans, placés chacun à la distance convenable ». (Béclère.)

Dans le cas particulier de l'application de cette méthode à la localisation des corps étrangers, il devient possible de juger dans quel organe se trouve le corps étranger aperçu, et de voir quels rapports il affecte avec les points osseux fixes ou peu mobiles de la région. (Bouchacourt.)

Elle a sur la méthode générale, décrite précédemment, l'avantage de permettre au chirurgien, avant de procéder à l'extraction, d'avoir vu en place, par conséquent d'avoir localisé d'après des points de repère qu'il a choisis lui-même à l'examen des épreuves stéréoradiographiques, le corps étranger qu'il va lui falloir aller chercher. S'il s'agit, par exemple, d'un corps étranger du thorax, l'examen des épreuves stéréoradiographiques lui permet de se faire une idée très précise de la distance de ce corps étranger à tel corps vertébral, à telle apophyse transverse ou à telle côte. D'ailleurs, il pourra, autant de fois qu'il le jugera nécessaire, avoir à nouveau recours à cet examen pendant la durée de l'extraction. Aussi dans certains cas, à cause de la mobilité du malade, à cause de la mobilité même du corps étranger (1), cette dernière méthode pourra-t-elle être préférée.

Dans les cas de lésions osseuses, particulièrement dans les cas de luxations ou de fractures, la stéréoradiographie permettra d'apprécier plus exactement que la radiographie simple le degré de déplacement des os ou de chevauchement des fragments.

Pour l'examen des clichés ou des épreuves stéréoradiographiques, on peut faire usage d'un stéréoscope ordinaire, à la condition toutefois de faire réduire ces clichés ou ces épreuves. Il existe d'ailleurs actuellement plusieurs types de stéréoscopes spéciaux qui permettent l'examen direct de clichés ou d'épreuves de toutes grandeurs (2).

(1) Cas d'Aubourg dans le bulletin n° 8 de la Société de radiologie médicale à Paris.

(2) Aubourg et Galezowski : Radiographie stéréoscopique, théorie optique, résultats pratiques, appareil Mattey. Bulletin n° 3 de la Société de radiologie médicale de Paris — et appareil de Howard Pirie, qui peut se mettre facilement dans la poche, présenté dernièrement au 3e Congrès de physiothérapie, Paris, mars-avril 1910.

Immobilisation du malade pour la radiographie. — Il est un détail de technique à la réalisation duquel il est très utile d'apporter tous ses soins : c'est l'immobilisation complète du membre ou de la région à radiographier. Important pour la radiographie simple, il devient essentiel pour la radiographie stéréoscopique. Dans ce dernier cas, en effet, il est bien évident que, si la deuxième épreuve n'a pas été faite absolument dans les mêmes conditions de position de la région radiographiée, l'illusion stéréoscopique ne naîtra pas. De plus, de la qualité de cette immobilisation dépend, en majeure partie, la netteté des images radiographiques, le nombre des détails, et, par conséquent, des renseignements qu'on y pourra trouver. C'est de cette préoccupation qu'est née la méthode — applicable seulement au cabinet du médecin, à cause de la puissance des appareils qu'elle nécessite — qu'on appelle la radiographie rapide ; les temps de poses y sont de 15 secondes à 1/4 de seconde et même moins.

On peut obtenir une très bonne immobilisation avec l'emploi de la bande fendue du Dr Robinsohn. Cet ingénieux appareil s'adapte tout aussi bien à un crâne, à un thorax tout entier qu'à un poignet ou à un genou. Avec des poids convenablement choisis, il est possible d'immobiliser complètement une région pour des poses même de 10 minutes. Il faut, dans tous les cas, avoir soin de mettre le malade dans une position telle que tous ses muscles soient relâchés, sinon on ne tarderait pas à voir apparaître dans les muscles fatigués des mouvements cloniques (fausse trépidation épileptoïde) qui se communiqueraient rapidement à la région à radiophier et compromettraient grandement le résultat de l'exploration.

Pour mener à bien une opération de stéréoradiographie et ne rien changer à la position du sujet lors de la mise en place de la seconde plaque, il est indispensable d'employer le châssis-tiroir dont nous avons parlé plus haut.

Installation de la chambre noire pour l'examen radioscopique. — Il nous reste à dire un mot d'une nécessité qui s'impose chaque fois que l'on doit faire un examen radioscopique au domicile d'un malade. C'est l'établissement de *l'obscurité* complète dans une chambre quelconque ou installation d'une chambre noire.

Nous avons vu, à propos du développement des plaques sensibles au domicile des malades, le moyen de faire l'obscurité dans une chambre de malade en aveuglant la fenêtre avec d'épaisses couvertures. Pour l'examen radioscopique, on devra s'appliquer à rendre cette obscurité la plus parfaite possible, afin d'arriver rapidement à un fort degré d'*adaptation rétinienne*. C'est là, en effet, le point important (M. Béclère en a fait une étude fort intéressante il y a déjà plusieurs années) (1). On masquera soigneusement la luminescence du tube à vide en activité au moyen d'un petit *manchon de soie noire* s'adaptant à l'ampoule employée. De plus, si l'on a le choix de l'heure de l'examen, on le fixera de préférence le soir, après le coucher du soleil : à ce moment, l'œil est déjà plus ou moins adapté.

(1) A. Béclère. *Examen physiologique de la vision. Archives électro-médicales*, n° 82, 15 octobre, 1899.

En résumé, on le voit, on peut effectuer, au domicile des blessés et des malades, d'aussi bonnes explorations radiologiques qu'au cabinet du médecin. La seule différence est que l'écran, moins brillamment illuminé, exige une meilleure adaptation de la rétine et que les poses, en radiographie, sont plus longues. Elles n'excéderont jamais cependant dix minutes, même pour les régions les plus épaisses, telles que le bassin ou la colonne lombaire, et peuvent, avec l'emploi des écrans renforçateurs dont nous avons parlé au chapitre de l'instrumentation, être réduites à quelques dizaines de secondes, ce qui permet la radiographie en apnée.

CHAPITRE III

TECHNIQUE SPÉCIALE SUIVANT DIVERSES CATÉGORIES DE CAS

Diviser les cas suivant qu'il s'agit de cas médicaux ou de cas chirurgicaux, nous paraît une mauvaise manière de procéder. Souvent, en effet, il s'agit de cas mixtes, souvent aussi il s'agit de cas d'abord médicaux où, de par l'examen, se pose la question d'une intervention chirurgicale. Par exemple, on peut découvrir, chez un malade examiné pour une affection pulmonaire, une pleurésie interlobaire suppurée qu'il faudra opérer; de même chez un malade, examiné pour une affection encore indéterminée, on pourra découvrir l'existence d'un kyste hydatique, d'un abcès du foie, d'une lithiase urinaire, etc.

Une meilleure division, à notre avis, sera une division fondée sur l'*anatomie*.

Mais il est plusieurs manières de concevoir l'anatomie suivant qu'on envisage une partie du corps ou un organe, comme isolé, c'est-à-dire comme faisant à lui seul un tout complet : c'est le fait de l'*anatomie descriptive,* ou comme faisant partie d'une région définie du corps : c'est le fait de l'*anatomie topographique*, ou bien enfin comme faisant partie d'un ensemble fonctionnel : c'est le fait de l'*anatomie physiologique*. Nous emprunterons au mieux à ces trois modes de conception de l'anatomie, pour établir une division se rapprochant le plus de celle suivie en pratique.

Nous nous occuperons donc tout d'abord de l'**exploration du squelette** — os et articles — avec les lésions qui s'y rencontrent. C'est un des plus vieux chapitres de l'exploration radiologique. Puis nous ferons un très court chapitre sur l'**exploration** spéciale **de la tête** — squelette et cavités. Au contraire du précédent, ce chapitre est un des plus récemment entré dans le domaine de l'exploration à l'aide des rayons de Röntgen. De l'**exploration des organes thoraciques**, nous excepterons celle de l'œsophage, car, vu l'importance qu'a prise cette question, en ces dernières années, il devient nécessaire de faire un chapitre spécial pour l'**exploration du tube digestif** tout entier et l'exploration de l'œsophage y trouve naturellement sa place. Nous terminerons par un chapitre sur l'exploration des organes qui, en dehors du tractus digestif, occupent la cavité abdominale, c'est-à-dire du **foie,** de la **rate,** de l'**appareil urinaire :** reins, uretère, vessie.

§ I. — Exploration radiologique du squelette.

Appliquée presque dès son apparition à l'exploration du squelette, la merveilleuse découverte de Röntgen vit, dans ce domaine, les renseignements qu'elle pouvait fournir augmenter très vite en nombre, en valeur et en précision. Aussi les chirurgiens mettent-ils largement à contribution ce mode d'exploration précieux.

Comme nous l'avons rappelé précédemment, les contrastes dans les images radioscopiques et radiographiques étant principalement dus à la différence de densité et surtout de poids atomique des éléments traversés par les rayons X, on comprend maintenant pourquoi dans ces images le squelette est toujours très apparent. Ainsi s'explique le fait que la méthode de Röntgen ait été appliquée très tôt à l'exploration du squelette, qu'elle ait rapidement acquis dans ce domaine une grande valeur et qu'en somme elle y soit d'une pratique des moins compliquée.

Cependant, si le squelette d'une région apparaît toujours sur une radiographie qu'on en fait, il faut savoir qu'avec des rayons très pénétrants les contrastes peuvent diminuer beaucoup d'intensité : les ombres de ces os s'éclaircissent au point d'être à peu près à égalité de teinte avec les parties molles. Le résultat est analogue avec des rayons trop peu pénétrants : les parties molles absorbent tellement de rayonnement qu'elles donnent des ombres aussi noires que celles du squelette. C'est par le choix judicieux du degré de pénétration du rayonnement employé qu'on arrivera à avoir du squelette une image nette sur laquelle on pourra observer des détails de structure et les troubles même minimes de cette structure. Nous verrons plus loin les nombreux renseignements qu'une bonne radiographie doit fournir à ce sujet.

Technique spéciale suivant les parties du squelette explorées. — Certaines parties du squelette, à cause de leur situation profonde, et l'épaisseur des parties molles qui les recouvrent, sont moins accessibles que les autres. Tels sont, par exemple, les os et articulations du bassin, du sacrum en particulier, l'articulation de l'épaule, de la hanche surtout, la colonne vertébrale, etc. Aussi devra-t-on s'ingénier et adopter une technique spéciale dans chaque cas, dans le but de diminuer l'épaisseur des parties molles interposées. On y parvient ordinairement par la compression, mais dans certains cas, on emploie d'autres artifices. Nous en signalerons quelques-uns.

En général, il sera bon de débuter, comme toujours, par un examen radioscopique, afin de fixer la meilleure position à donner à la région à radiographier. Mais souvent, en pratique, l'examen clinique par les moyens usuels indique assez nettement la position qu'on devra adopter, pour qu'il soit inutile de pratiquer un examen à l'écran. De plus, certaines parties du squelette, à cause de leur situation, ne permettent guère la radiographie en plusieurs positions différentes, par exemple l'articulation de la hanche, la colonne lombaire, le bassin; force sera donc d'adopter la seule position possible.

Pour les *membres* et leurs *articulations* il sera presque toujours nécessaire de faire plusieurs radiographies, prises sous des angles différents.

La meilleure position pour l'exploration du *sternum*

est la position oblique antérieure gauche. Dans cette position, en effet, l'ombre médiane qu'on observe dans les positions directes se trouve décomposée et sur l'écran ou sur la plaque apparaissent les ombres du sternum du cœur et de l'aorte, la colonne vertébrale, séparées par les diverses parties claires du champ pulmonaire et du médiastin.

Pour la *colonne vertébrale*, on veillera toujours à ce que la partie intéressante soit le plus près possible de la plaque ; on aura donc soin de mettre le sujet dans une position telle que les courbures normales ou anormales (ensellure lombaire, par exemple) soient diminuées au maximum. L'exploration des premières vertèbres, *atlas* et *axis*, présente une technique un peu spéciale : pour diminuer le plus possible le nombre des obstacles sur le chemin des rayons jusqu'à ces deux os, on fait ouvrir la bouche toute grande au sujet, en plaçant l'ampoule de telle sorte que le faisceau de rayons pénètre par la bouche et vienne impressionner la plaque placée derrière la tête. C'est pour la même raison qu'on est obligé d'adopter une position oblique pour l'exploration de la *colonne dorsale*. C'est la position oblique postérieure gauche qui convient le mieux. Pour l'exploration de la *colonne lombaire*, on devra se servir du compresseur, qui, en même temps qu'il immobilisera le sujet, diminuera de 10 à 12 centimètres l'épaisseur des parties molles placées au-devant d'elle. De plus, on aura soin de diminuer autant que possible l'ensellure, en faisant fléchir au sujet les jambes sur le bassin.

L'exploration du *sacrum*, dont la structure est difficile à obtenir sur une épreuve par les procédés ordinaires, a bénéficié dernièrement d'un petit artifice de technique qui, paraît-il, donne de bons résultats. On insuffle le rectum, non pas directement, mais par l'intermédiaire d'une vessie de baudruche qu'on fabrique soi-même en liant l'extrémité d'un vulgaire protecteur sur une canule. On devra également réduire le plus possible l'ensellure lombaire par le procédé indiqué ci-dessus.

L'exploration du *bassin*, toujours difficile, à cause des masses musculaires qui capitonnent sa partie postérieure et des anses intestinales qui le remplissent, demande à être faite avec le plus grand soin. La technique variera suivant les cas, mais en général on se trouvera bien de faire une radiographie d'ensemble du bassin et de placer l'ampoule dans une position bien symétrique, par rapport au sujet et à la plaque ; l'image obtenue permettra, en effet, de comparer le côté malade au côté sain ; ce qui facilite beaucoup l'interprétation des lésions aperçues.

« L'exploration du bassin dans le but spécial de la mesure de ses différents diamètres, au point de vue obstétrical, constitue la **radiopelvimétrie** (1). Mais il n'y a guère que le *détroit supérieur*, dont les dimensions puissent être appréciées par ce procédé. La radiopelvimétrie est donc réservée à ce seul détroit. C'est d'ailleurs la partie du bassin qui présente généralement le plus d'intérêt pour les accoucheurs.

« Si l'on peut se contenter d'une radiographie ordinaire dans quelques cas particuliers, par exemple dans

(1) Les données qui suivent sont empruntées de la communication du Dr Bouchacourt, sur la radiopelvimétrie du détroit supérieur, à la Société de Radiologie médicale de Paris. (*Bulletin n° 9.*)

le bassin coxalgique, pour rechercher simplement si la tête fémorale a repoussé ou non l'acétabulum dans l'excavation, on peut affirmer qu'au point de vue des mensurations pelviennes, une telle radiographie ne signifie absolument rien...

« Pour mesurer les diamètres du détroit supérieur, le procédé le plus simple consiste à radiographier en même temps que le bassin » et dans certaines positions relatives de l'ampoule, du sujet et de la plaque, « un cadre, composé de quatre règles métalliques dentées au centimètre et pouvant se rapprocher deux à deux l'une vers l'autre, que l'on place dans le plan de ce détroit : cadre et détroit se trouvent ainsi reproduits sur le cliché avec les mêmes déformations ».

« Après développement et séchage, on réunit par des droites les dents correspondantes des règles opposées et l'on procède à la mise au carreau de la courbe du détroit supérieur, sur papier quadrillé au centimètre. » On a ainsi la reproduction exacte du contour du détroit supérieur, sur laquelle on pourra faire toutes les mensurations voulues : celle du diamètre antéro-postérieur, du diamètre transverse, des obliques.

La technique de la radiopelvimétrie est assez délicate ; nous ne la décrirons pas (1). Disons seulement qu'on devra toujours s'efforcer de faire la radiopelvimétrie d'un bassin qu'on suppose rétréci, avant que la femme ne soit enceinte, car la grossesse et surtout le voisinage du terme augmentent les difficultés.

Renseignements fournis pour l'exploration

(1) On la trouvera dans l'article indiqué plus haut.

radiologique des os et des articulations. — C'est pour avoir été faites dans de mauvaises conditions de réglage de l'ampoule que nous observons encore tant de radiographies, sur lesquelles les os apparaissent comme de véritables « bâtons de réglisse » (Béclère) et qui ne peuvent donner que de bien maigres renseignements. Utilisables dans les cas de grosses lésions, tels que fractures avec déplacement des fragments, elles deviennent tout à fait insuffisantes dans les cas de lésions minimes et d'autant plus utiles à connaître qu'elles passent le plus souvent inaperçues avec le seul emploi des moyens cliniques usuels.

Il faut bien savoir, en effet, qu'au point de vue de la pathologie osseuse tous les renseignements qu'on pourra retirer d'une autopsie, toutes les lésions visibles à l'œil nu après sections multiples des os en différents sens, peuvent être observés sur une radiographie bien faite.

Difformités congénitales. — Parmi les difformités osseuses non acquises, la plus fréquente que l'on ait à observer est sans contredit la *luxation congénitale de la hanche*. L'exploration radiologique fournit ici des renseignements précieux, non seulement pour le diagnostic, mais encore et surtout pour le traitement. Il est alors nécessaire d'apporter le plus grand soin à l'obtention des radiogrammes. Voici d'ailleurs les recommandations que fait Castex à ce sujet (1). « Il importe de donner aux enfants toujours la même position ; cela permet d'obtenir des clichés comparables. Cette position est la suivante : l'enfant est couché sur une table en position dorsale, les jambes pendantes,

(1) Bulletin n° 4 de la Société de Rad. Méd. Avril 1909.

les genoux rapprochés, les pieds parallèles l'un contre l'autre. Pour diminuer l'ensellure si fréquente, on relève les genoux en glissant dessous une pièce de bois de 5 centimètres de hauteur. Ampoule dans le plan médian, au-dessus de la ligne bi-articulaire. »

Avec des clichés obtenus dans ces conditions, il sera possible d'abord de contrôler, ou d'affirmer dans le doute, le diagnostic de luxation simple ou double de la hanche, puis de préciser certaines conditions de réduction, de vérifier ensuite cette réduction ou d'en suivre les étapes successives; enfin, de dire ultérieurement si la réduction s'est maintenue ou si un déplacement nouveau s'est produit.

Parmi les autres difformités qu'on peut avoir à observer, signalons encore les *synostoses*, les *côtes surnuméraires du cou*, la *coxa vara congénitale*, etc.

Lésions traumatiques. — L'exploration aux rayons X dans les cas de *fractures* supposées renseigne, si elle est bien conduite, sur l'existence réelle ou non de fractures sans déplacement, fractures sous-périostées, ou même de simples fissures. En présence d'une fracture évidente, elle permet de déterminer exactement le nombre, la dimension et le siège des *fragments* ou des éclats, la longeur, la direction, les *irradiations* des traits de fracture. Elle permet encore de dire s'il y a *enclavement* ou non et de juger de son importance. Quelquefois, elle révélera la *cause* d'une fracture spontanée en montrant une tumeur primitive ou métastatique, une atrophie osseuse considérable ou des foyers d'ostéite isolés ou multiples. L'exploration radiologique, d'un grand secours avant toute intervention, le sera encore lors de son exécution et après elle, afin de la diriger et de la contrôler. Dans la suite, un examen dira si la *réduction* s'est maintenue, si une *suture osseuse* a donné tous les résultats qu'on attendait d'elle, enfin, si le *cal osseux* se forme rapidement ou non, mais « parce qu'un cal donne une ombre d'une intensité moyenne, cela ne prouve pas qu'il existe déjà une solidité suffisante pour permettre de charger l'os même légèrement. Au contraire, on sait que les tentatives de réduction dans le sens longitudinal ne réussissent plus dès qu'on aperçoit une ombre de cal adhérent à l'os et réunissant les fragments ». (Grashey et Nogier) (1).

On peut encore être appelé à examiner un sujet afin de trancher la question de savoir si antérieurement tel de ses os a été ou non fracturé. Dans certains cas, la chose est facile, mais « de ce que l'épreuve radiographique ne laisse aucune trace d'ancienne fracture, on ne peut pas conclure sûrement qu'il n'y en a pas eu ». D'autre part, « la guérison anatomique ne prouve rien de sûr pour le résultat fonctionnel », et l'on est souvent étonné de trouver des guérisons parfaites au point de vue fonctionnel de fractures non réduites.

Dans les *fistules* qui persistent après les fractures compliquées, il est souvent possible de trouver la cause de la suppuration dans la présence de petits fragments osseux qui ne parviennent pas à s'éliminer d'eux-mêmes. Une intervention, dont l'opportunité est alors établie grâce à ce procédé d'examen, tarit définitivement ces fistules.

Comme c'est dans la pathologie des os et des arti-

(1) Toutes les citations entre guillemets que contient ce chapitre de l'exploration du squelette sont empruntées, à moins d'indications contraires, au livre de MM. Grashey et Nogier : *Atlas d'anatomie radiographique chirurgicale*. — Baillières 1910.

culations que l'on rencontre les plus nombreux cas de fistules, nous en profiterons pour dire un mot d'un procédé général d'exploration qui se répand de plus en plus ; c'est le procédé qui consiste à radiographier la région fistulaire après avoir poussé une injection de sous-nitrate de bismuth dans la fistule. C'est d'ailleurs en même temps un procédé de traitement. En effet, Beck (de Chicago), voulant rechercher par la radiographie l'étendue et la direction de trajets fistuleux compliqués, injecta par l'orifice un mélange de bismuth et de vaseline liquéfié par la chaleur pour rendre le trajet perceptible aux rayons de Röntgen et à son grand étonnement ces trajets se fermèrent rapidement. Ce procédé est employé pour l'exploration de fistules et cavités pathologiques : fistules ou cavités d'abcès chauds ou froids, d'adénites tuberculeuses, de maux de Pott, de coxalgies, fistules à l'anus, fistules de fractures ouvertes ; des fistules opératoires : fistules pancréatiques après gastrectomie, fistules urinaires, fistules après drainage de laparatomie, de prostatectomie, de reins tuberculeux, de cavités d'empyème, etc.

Les renseignements fournis dans les *luxations* ont aussi une grande importance, car très souvent la luxation s'accompagne soit de fracture ou fissure, soit d'*arrachements* osseux dus aux *désinsertions ligamentaires*. Le contrôle radioscopique ou radiographique de la réduction est très utile dans certains cas. Enfin, avant de tenter une réduction non sanglante d'une luxation ancienne, on devra toujours faire un examen aux rayons X, car la constatation d'un cal prouve que cette manœuvre n'aura aucune chance de succès.

Lésions inflammatoires. — Les renseignements

fournis par l'exploration radiologique sur ces lésions inflammatoires du tissu osseux et des articulations sont de tout premier ordre, car groupés entre eux et associés aux autres signes cliniques, ils permettent d'établir un diagnostic précis, souvent aussi de fixer, avant toute intervention, un pronostic certain, enfin de poser d'utiles indications opératoires.

Une lésion élémentaire du squelette, qu'on note très fréquemment sur la plaque, est l'*atrophie osseuse*. N'exprimant qu'un trouble dans la nutrition de l'os, elle se rencontre dans de multiples états pathologiques du squelette (fractures, ostéites, artério-sclérose, etc.) et même des parties molles (fongus).

Dans les cas de grands *ramollissements*, dus à des troubles profonds et durables de la nutrition, tels qu'en créent le *rachitisme* et l'*ostéomalacie*, on obtiendra des renseignements qui guideront très utilement une intervention opératoire (bassin rachitique, genu valgum, coxa vara). On pourra aussi découvrir, dès le début de leur évolution, de petits *foyers de ramollissement osseux* (fonte inflammatoire, carie) : foyer d'ostéite tuberculeuse, ostéoméylite, les abcès métastatiques, les gommes molles, les kystes et les tumeurs des os. La constatation d'un foyer de carie tout près d'un article pourra commander une intervention rapide, afin de prévenir son ouverture dans la synoviale.

Les *séquestres* sont nettement visibles sur une radiographie prise dans de bonnes conditions. De même, on y pourra noter les points atteints d'*ostéite condensante* (syphilis) et de *périostite ossifiante* réactionnelle.

Notons encore le *gonflement des épiphyses* qu'on rencontre dans l'acromégalie.

L'exploration des articulations pourra rarement permettre d'affirmer l'existence d'un *épanchement*. Les *fongosités* se reconnaissent à ce que les contours articulaires, l'interligne sont flous (les masses fongeuses donnent, en effet, beaucoup de rayons secondaires (Grashey et Nogier). Il n'est pas rare, par contre, de déceler les *corps étrangers des articulations*, les *souris articulaires*. Suivant leur siège et suivant la technique, ils apparaîtront plus ou moins nettement.

La constatation d'*ostéophytes*, d'excroissances « sur les bords des surfaces articulaires (souvent deux en regard l'une de l'autre) et au niveau des attaches de la capsule et des ligaments » doit faire songer à un processus d'*arthrite déformante*. Les malades chez qui on rencontre ces déformations ont éprouvé le plus souvent déjà des malaises, des douleurs de caractère rhumatoïde, de l'enflure après la fatigue. Il n'est point rare que ces altérations succèdent à un traumatisme : l'articulation du genou est souvent atteinte de cette façon. L'image radiographique intervient alors fort à propos, parce qu'elle donne un fondement objectif aux douleurs que l'on éprouve (Grashey et Nogier). On note surtout ces altérations dans le *pied plat inflammatoire*, l'*hallux valgus*, les *arthropathies tabétiques*.

La constatation, sur la plaque, de l'ossification de l'extrémité des tendons, de la capsule articulaire et des ligaments peut suffire pour établir la preuve objective d'une lésion traumatique antérieure de l'articulation.

L'*ankylose osseuse* apparaîtra quelquefois très nettement, mais il est aussi des cas où il n'est pas très facile de se prononcer.

« Après une amputation ou une désarticulation, les restes de périoste peuvent produire des formations osseuses ; leur recherche est tout indiquée pour expliquer les douleurs éprouvées par le malade. »

Enfin, les *concrétions calcaires* en pleines parties molles apparaissent également sur l'épreuve radiographique, et c'est ainsi que sont mises en évidence les artères dans la *maladie osseuse de Paget* et l'*artériosclérose* prononcée.

En somme, à condition qu'une bonne technique ait été suivie, les divers processus pathologiques qui peuvent envahir le tissu osseux, aussi bien que ceux qui modifient la forme ou les rapports des os, sont décelables dans la plupart des cas, et il n'est pas douteux que la chirurgie des os soit appelée à bénéficier encore plus largement qu'elle ne l'a fait jusqu'ici de l'exploration radiologique.

§ 2. — Exploration radiologique de la tête.

L'exploration de l'extrémité céphalique au moyen des rayons Röntgen, restée jusqu'ici dans l'ombre, a acquis depuis quelque temps une importance qui s'accroît encore de jour en jour. C'est qu'en effet, grâce à l'appareillage presque parfait dont il dispose à l'heure actuelle, le médecin radiologiste peut demander à ce nouveau mode d'investigation beaucoup plus qu'il n'osait l'espérer, il y a seulement dix ans, et ne se borne plus à déceler et localiser les corps étrangers métalliques de la cavité crânienne, à préciser les diagnostics de fracture ou enfoncement de la calotte, mais découvre maintenant les ostéopathies du squelette de la tête, explore la selle turcique et note l'état des sinus frontaux ou maxillaires et de tout le système bucco-dentaire. Dans ce dernier domaine, l'exploration radiologique rend déjà aux dentistes de signalés services et il n'est pas douteux que ce nouveau mode d'examen soit appelé à leur en rendre de plus nombreux par la suite.

Le procédé général d'exploration est ici la radiographie, mais pour la recherche et pour la localisation des corps étrangers du crâne et de l'orbite, la méthode générale que nous avons décrite plus haut (localisation à l'écran) est ici particulièrement facile à appliquer. La technique radiographique est différente, suivant qu'on se propose de faire une radiographie du crâne en entier, de l'orbite ou des mâchoires (dents et maxillaires).

Crâne et orbites. — Pour la radiographie du *crâne,* il est fort utile d'employer le châssis-tiroir dont nous avons parlé. Le sujet, couché, repose la tête seule sur le châssis ; un intermédiaire en forme d'U permet de mettre la plaque le plus près possible de l'épaule du sujet. Suivant que la lésion à explorer sera présumée siéger en avant ou en arrière, à droite ou à gauche, on mettra le sujet dans le décubitus abdominal, dorsal, latéral gauche ou droit, de façon à toujours rapprocher le plus possible de la plaque sensible la région sur laquelle on désire avoir des renseignements. On aura soin également de faire passer le rayon normal par le centre de cette région. Dans le cas particulier de l'exploration de la *selle turcique*, le sujet sera placé dans le décubitus latéral droit ou gauche. Afin de diminuer dans la mesure du possible les déformations qui accompagnent nécessairement toute image radiographique, « on dispose du crâne du sujet de telle sorte que le plan médian antéro-postérieur soit parallèle au plan de la plaque et que le foyer d'émission des rayons X se trouve sur le prolongement de l'axe de la selle turcique. Une aussi parfaite mise au point n'est guère réalisée habituellement : on se borne à appliquer sur la plaque la région temporale et à disposer l'ampoule à rayons X de façon que le point d'incidence du rayon normal au plan de projection soit situé sur le milieu d'une ligne allant de l'angle externe de l'œil au conduit auditif externe (Jaugeas) ».

Dans le cas de radiographie de l'*orbite* (corps étrangers, tumeurs), on opère d'une façon analogue, mais on a soin de mettre en rapport avec la plaque le côté de la tête qui comprend l'orbite exploré ; on fait alors passer le rayon normal par l'œil, s'il s'agit d'un corps étranger à l'œil, ou par tout autre point intéressant de l'orbite. La localisation des *corps étrangers de l'orbite* peut se faire par différents procédés. Pour un projectile unique et volumineux, la méthode générale sera bien souvent suffisante.

Dans les cas si fréquents où de menus projectiles pénètrent dans la cavité orbitaire, la première question qui se pose est de savoir si le corps étranger est dans le globe oculaire ou non. En prenant successivement deux radiographies de la région orbitaire, dans deux positions différentes du regard, tandis que la tête demeure immobile, il est facile de fixer le siège intra-oculaire ou extra-oculaire des projectiles.

Dans le cas de corps étranger intra-oculaire, le déplacement noté d'une épreuve sur l'autre permet déjà de présumer le siège du corps étranger dans le globe par rapport aux différents segments de l'œil. Mais il est bon, pour apprécier les déplacements minimes qui peuvent se rencontrer (dans le cas où le corps étranger siège au voisinage de l'axe de rotation de l'œil), d'avoir des points de repère bien nets. On peut employer certains appareils tels que celui des Drs Béclère et Couvelaire, ou tout simplement munir le sujet de lunettes. La branche horizontale du côté de l'œil touché est un excellent point de repère pour juger du moindre déplacement du corps étranger. Souvent deux radiographies seront insuffisantes; on en fera d'autres dans des positions différentes du regard.

Dans le cas de corps étrangers extra-oculaires, la radioscopie stéréoscopique donne des renseignements la plupart du temps suffisants pour permettre une localisation précise.

Système bucco-dentaire. — Dans l'art dentaire,

la radiodiagnostic a pris en ces dernières années une importance remarquable. C'est Kienböck, de Vienne, qui a imaginé la radiographie des dents à l'aide de la plaque introduite et serrée entre les deux mâchoires. Depuis, Belot a fait connaître en France une méthode employée en Amérique depuis 1905 (Sinclair, *in Archives of physiological therapy*) et que le Dr Hauchamps, de Bruxelles, signale dans son atlas de radiographie.

« La méthode consiste à prendre une projection horizontale du maxillaire et des dents sur une plaque de grandeur convenable mise à plat entre les dents du malade, le côté de l'émulsion en contact avec les dents à examiner (1). »

Pour avoir l'image d'une dent *en vraie grandeur*, il suffit alors de disposer l'ampoule de telle sorte que le foyer d'émission des rayons X se trouve placé sur le prolongement de la ligne droite qui, réunissant la plaque sensible à la racine de la dent, fait avec l'axe de celle-ci un angle de 45°. En effet, si on représente sur un schéma la hauteur de la dent par une droite, la plaque en place par une autre droite, et qu'on mène une troisième droite de telle sorte qu'elle satisfasse aux conditions exigées ci-dessus, on s'aperçoit que le triangle rectangle que forment entre elles ces trois droites est isocèle et que, par conséquent, les deux côtés de l'angle droit, dont l'un représente la hauteur de la dent, l'autre la longueur de la projection, sont égaux. Une radiographie prise dans ces conditions donnera donc une image de la dent en vraie grandeur.

La technique est d'ailleurs assez simple. Les plaques,

(1) Belot, conférence à la Société d'ondontologie : La radiographie en art dentaire (*Revue gén. de l'Art dentaire*, mai 1909).

de petites dimensions, sont mises à plat entre les dents, émulsion en dessus ou en dessous, suivant le maxillaire exploré. La tête du sujet devra être parfaitement immobilisée, soit avec les appareils utilisés à cet effet en photographie, soit encore avec la bande fendue du Dr Robinsohn. L'ampoule sera placée de 25 à 35 centimètres et plus de la tête du sujet en ayant soin de faire passer le rayon normal (le faisceau centré qu'on désigne ordinairement par ce nom, car il est bien évident qu'il ne tombe plus ici normalement sur la plaque) par l'apex de la dent intéressante et à 45° sur l'axe de cette dent. On repère facilement cette direction avec un peu d'habitude, mais il est bon d'utiliser soit l'appareil que Belot a fait établir chez Gaiffe dans ce but, soit de petits indicateurs qu'il est facile de construire soi-même.

Les *renseignements* que peut fournir cette précieuse méthode sont multiples et leur importance n'échappe pas aux spécialistes qui, de plus en plus, s'adressent à elle pour les tirer d'embarras. En dehors des lésions des maxillaires qu'elle peut ici révéler comme toutes les autres lésions osseuses (lésions s'accompagnant d'une modification de la densité ou de la forme des os, tels que les ostéites, les sarcomes, les exostoses, les fêlures, etc.), elle donne une série de renseignements plus spéciaux à l'art dentaire, dont profite surtout le spécialiste. Elle rend, en effet, des services essentiels dans les troubles de la dentition, la recherche des chicots, des fragments d'instruments brisés dans le canal radiculaire. Elle montrera l'existence ou l'absence de germe, les anomalies de nombre, la forme, la dimension, la direction de racines difficiles à extraire, le point de départ d'une fistule, etc., etc.

Face et sinus. — Dans la région de la face intermédiaire au maxillaire supérieur et aux orbites, on pourra encore avoir à explorer des *fissures congénitales,* afin de se rendre compte du degré de participation du squelette à la malformation. De même dans la région des glandes salivaires, on pourra quelquefois déceler la présence d'un ou plusieurs *calculs.*

L'exploration du *sinus maxillaire* rendra également de grands services dans les cas où il y a présomption d'*empyème.* On peut avoir l'occasion d'y déceler la présence des corps étrangers introduits après intervention (drains).

L'exploration des *sinus frontaux* pourra permettre d'en affirmer ou non l'*empyème.* Elle pourra acquérir une grande importance lorsqu'on soupçonnera l'*acromégalie.* Dans cette affection, en effet, on les trouve grandement augmentés de volume.

Selle turcique. — Mais en présence des moindres signes cliniques d'acromégalie, ou plus généralement de *tumeur de l'hypophyse,* il est une exploration qu'on ne devra pas manquer de faire ; c'est l'exploration de la *selle turcique.* Le Dr Jaugeas (1) vient de montrer, en effet, que « les tumeurs de l'hypophyse déterminent un agrandissement de la selle turcique que la radiographie permet d'apprécier » ; que, dans ce cas, « la selle turcique et surtout la lame quadrilatère présentent, d'une manière à peu près constante, des altérations de substance, décelables à la radiographie et sur l'exis-

(1) Jaugeas : *Les Rayons de Röntgen dans le diagnostic et le traitement des tumeurs hypophysaires du gigantisme et de l'acromégalie.* Thèse de Paris. Déc. 1909.

tence desquelles le diagnostic peut s'appuyer avec une très grande sécurité ». Or, on sait qu'on rencontre des tumeurs de l'hypophyse dans les états pathologiques assez différents, tels que l'*acromégalie*, le *gigantisme*, l'*infantilisme*, le *myxœdème*, la *maladie de Dercum*, dans le *syndrome hypophysaire adiposo-génital* tout récemment décrit par MM. Launois et Cléret. Aussi, en présence des tout premiers signes cliniques de ces divers états pathologiques, devra-t-on demander à l'exploration radiologique de préciser le diagnostic de tumeur de l'hypophyse, car il importe qu'un traitement judicieux soit établi dès le début de cette terrible affection. Nous devons de suite dire que la radiothérapie, appliquée en ces derniers temps contre ces tumeurs compte déjà à son actif de très jolis résultats. (Cf. thèse Jaugeas.)

Cavités et parois du crâne. — L'exploration de la *cavité crânienne* n'est faite en général que pour la recherche et la localisation des *corps étrangers* métalliques, balle de revolver le plus souvent. Quant aux renseignements que la radiographie fournit au sujet des *tumeurs intra-crâniennes*, voici ce qu'en dit Jaugeas: « La radiographie directe des tumeurs de cerveau est rarement positive ; les insuccès sont à peu près la règle avec les ressources de la technique actuelle. D'ailleurs, ces résultats sont facilement expliqués par les caractères physiques du milieu exploré. Pour qu'une image radiographique d'une tumeur soit obtenue, il faut que la nature de celle-ci soit telle qu'elle présente aux rayons X une opacité supérieure à celle de la substance cérébrale. Ce n'est pas le cas pour la plupart des tumeurs intra-cérébrales. Cette recherche est rendue plus délicate encore par la paroi osseuse limitante qui s'oppose à une facile différenciation par un certain degré d'imperméabilité aux rayons de Röntgen. Cependant, dans un assez grand nombre de cas, des tumeurs intracérébrales ont pu être diagnostiquées à l'aide de la radiographie, par suite de la présence dans leur masse de sels calcaires concrétés, qui en accroissent l'opacité aux rayons X (Psammomes). En particulier, il est permis d'espérer qu'une technique améliorée pourra donner à la radiographie un rôle plus important dans le diagnostic des tumeurs cérébrales. »

L'exploration des *parois du crâne* permettra d'y découvrir des *épaississements* inégaux, un accroissement des saillies d'insertion des muscles à leur surface — deux faits que l'on rencontre dans l'acromégalie — des lésions de condensation, des *ostéopathies syphilitiques*, des *fractures*, des *enfoncements*, etc.

Somme toute, très nombreux et très précieux sont les renseignements que l'exploration radiologique de l'extrémité céphalique peut fournir et le médecin, le chirurgien ou le spécialiste, peuvent en tirer largement profit.

§ 3. — Exploration des organes intrathoraciques, moins l'œsophage.

Nous empruntons presque tout ce qui regarde cette question aux ouvrages de Béclère sur les rayons de Röntgen et le diagnostic des maladies internes, des rayons de Röntgen et le diagnostic des affections thoraciques et les rayons de Röntgen et tuberculose (1).

Procédé général. — « Dans l'exploration du thorax, la radioscopie doit toujours occuper la première place. Le plus souvent, elle dispense de la radiographie, mais alors même que cette dernière est mise en œuvre, la radioscopie doit la précéder. L'écran doit ici sa supériorité sur la plaque aux mouvements qu'il montre et à la multiplicité des images qu'il donne. » C'est dans l'examen des organes thoraciques, du cœur en particulier, que le procédé de mensuration des organes profonds décrit plus haut rend le plus de services.

« La station debout est la position de choix pour l'exploration du thorax. » Si l'on craint la fatigue du malade, on peut le faire asseoir sur un siège spécial, du genre de celui dont nous avons parlé plus haut, qui permet, en position assise, l'extension des cuisses sur le bassin. Dans cette attitude, s'il pivote sur place, le malade est tour à tour traversé par les rayons de Röntgen directement d'avant en arrière ou d'arrière en avant, latéralement de droite à gauche ou de gauche à droite, obliquement dans les innombrables diamètres intermédiaires. Dans chacune de ces positions successives,

(1) Toutes les citations entre guillemets qu'on trouvera dans ce chapitre sont, à moins d'indications contraires, extraites de ces excellents petits livres.

l'ampoule élevée ou abaissée peut occuper diverses hauteurs. »

Certains malades, gravement atteints, ne peuvent quitter le décubitus. Force est alors de les examiner horizontalement couchés sur une table en bois peu opaque aux rayons X ou sur le lit-table transportable que nous avons décrit.

Une exploration méthodique, par exemple celle d'un candidat à l'assurance sur la vie, ou d'un jeune soldat nouvellement incorporé, devra débuter par une vue d'ensemble du thorax. On jugera ainsi si la colonne vertébrale, les clavicules, les côtes, le sternum, en un mot, le squelette de la cage thoracique, est normal et s'il ne présente pas quelque asymétrie.

On passera successivement en revue l'*appareil respiratoire,* les *organes intrathoraciques de l'appareil circulatoire,* la partie supérieure du *médiastin* avec les organes et productions pathologiques qu'elle peut contenir : thymus, goîtres plongeants, kystes, abcès. C'est à dessin, nous le rappelons, que nous omettons dans ce chapitre l'exploration de l'œsophage, qui trouve bien plus naturellement sa place dans celui de l'exploration radiologique du tube digestif tout entier.

Appareil respiratoire : larynx, trachée. – L'appareil respiratoire, dont l'exploration aux rayons de Röntgen acquiert chaque jour plus de valeur, doit être pris depuis son origine. On examinera donc soigneusement le *larynx,* la *trachée,* puis la *naissance des grosses bronches.* C'est la position d'examen latéral droit ou gauche qui convient à l'exploration des premières voies respiratoires, puis la position d'examen antérieur ou postérieur pour les bronches.

Les *corps étrangers* de ces organes, suivant leur volume ou leur nature, s'y révèlent ou échappent à l'exploration. Mais le résultat négatif d'un examen à l'écran ne saurait faire affirmer absolument leur absence. Si l'on a quelque raison de penser à la présence possible de corps étrangers dans les premières voies aériennes, il devient nécessaire de faire une radiographie. Quand ils sont visibles à l'écran, la radioscopie fait voir si pendant la toux ils s'élèvent dans la trachée (pour les corps étrangers des bronches, par exemple) ou bien s'ils sont fixés, ce qui pour le mode d'intervention, par suite pour le pronostic, est d'un intérêt capital.

Les *tumeurs* des premières voies respiratoires apparaissent quelquefois très nettement à l'écran. Mais, à cause de leur siège variable, les images radioscopiques qu'elles fournissent sont très différentes d'un cas à un autre. D'ailleurs les moyens cliniques usuels ont ici toute leur valeur, car la plupart d'entre elles — sauf toutefois celles de la portion thoracique de la trachée — sont accessibles à la vue et au palper.

Grosses bronches, hiles. — Poursuivant notre investigation des voies respiratoires, nous arrivons à la région des *hiles pulmonaires*. Il faut alors placer le sujet dans une position directe soit antéro-postérieure, soit potéro-antérieure. On devra d'ailleurs utiliser successivement ces deux positions d'examen, car des détails apparaissent dans un cas qui manquent dans l'autre.

Partant de la région hilaire, après leur bifurcation, pour se diriger à l'infini dans les poumons, les *bronches* cessent vite d'apparaître à l'écran et le trajet des plus grosses n'est plus marqué que par des ombres allongées que l'on voit à l'état normal diverger de chaque côté de l'ombre médiane. Sur le trajet de ces traînées d'ombre, il arrive parfois qu'on aperçoive des ombres plus foncées et plus irrégulières, lorsqu'on examine le sujet au réveil, *avant toute expectoration*, qui disparaissent après une expectoration abondante. Ce fait doit faire penser à une *dilatation bronchique* probable. Mais bien plus souvent on note une accentuation régulière de ces ombres divergeantes. C'est qu'alors une inflammation prolongée des bronches a déterminé de la *sclérose péribronchite.*

Cette accentuation plus ou moins prononcée des ombres hilaires normales s'accompagne souvent d'autres ombres beaucoup plus ramassées vers le hile, qui sont tout à fait anormales. Plus ou moins sombres, elles ont des contours ordinairement nets, régulièrement arrondis, mais *polycycliques* et correspondent aux *ganglions hilaires* enflammés et hypertrophiés. Lorsqu'il existe une grosse réaction du tissu cellulaire environnant (périadénite), ces ombres perdent la netteté de leurs contours, mais cependant il est ordinairement facile de les reconnaître formées par la réunion de plusieurs ombres distinctes qui correspondent à un ou plusieurs ganglions agglomérés.

« Ces adénopathies, depuis les hypertrophies les plus simples et les plus bénignes, jusqu'aux néoplasmes les plus rapidement envahissants et les plus dangereux, sont au nombre des lésions profondément cachées dont les rayons de Röntgen sont capables de faciliter beaucoup le diagnostic (Béclère) ». Surtout connues chez l'enfant sous le nom d'*adénopathies trachéo-*

bronchiques elles ne sont cependant pas rares chez l'adulte et l'homme mûr, et l'examen systématique des malades à ce point de vue, à l'aide des rayons X, confirme encore tous les jours cette notion. Ou en dehors des causes banales qui les peuvent produire (bronchite post-rubéolique, coqueluche, surtout chez l'enfant, et, à tous les âges, broncho-pneumonie ou pneumonie, grippe surtout et néoplasme), elles sont très souvent liées à la *tuberculose pulmonaire,* soit *connue,* soit *latente* ou *ignorée,* en voie de guérison ou non.

Il arrive parfois qu'un ou plusieurs ganglions malades soient *crétacés.* Ils apparaissent alors, grâce au poids atomique élevé du calcium qui les imprègne, sous forme de petites masses arrondies très noires faisant penser à des balles de revolver. On les rencontre souvent en plein parenchyme pulmonaire, chez des sujets guéris de tuberculose, que d'ailleurs l'examen méthodique de malades de toutes sortes a révélés très nombreux. « Ces faits doivent nous rendre très prudents lorsqu'il s'agit de la recherche d'une balle dans le poumon » (Belot) (1).

Espace clair médian. — Avant de quitter les hiles pulmonaires, surtout si déjà on a noté dans la position directe une réaction ganglionnaire à leur niveau, on n'oubliera pas de placer le sujet en position oblique antérieure droite, pour explorer l'*espace clair médian.* (C'est, nous l'avons vu, l'étroite bande claire verticale qui sépare l'ombre vertébrale de l'ombre aortique.) Si l'inflammation des ganglions hilaires s'est

(1) Discussion de la communication de M. Aubourg à la société de radiologie médicale de Paris, sur un calcul de poumon — Bulletin n° 5.

propagée aux *ganglions médiastinaux* avoisinants (adénopathie médiastinale) cet espace est sombre sur une plus ou moins grande étendue, en sa partie moyenne ; même lors des fortes inspirations, ses parties supérieures et inférieures s'éclairent seules.

Champs pulmonaires en général. — Pour explorer les *poumons*, on ramènera le sujet dans une position directe, antéro-postérieure d'abord, puis postéro-antérieure, afin de contrôler ou préciser ce qu'on aura remarqué d'anormal dans la première de ces deux positions.

On notera tout d'abord l'*étendue* des champs pulmonaires, en largeur, puis en hauteur ; cette étendue, augmentée en totalité dans l'*emphysème pulmonaire* généralisé, peut être seulement augmentée en partie dans les cas d'emphysème localisé à un sommet, par exemple, ou à une base. Elle peut être diminuée, au contraire, dans le cas d'augmentation d'étendue des organes normalement ou anormalement sombres avoisinants. C'est ainsi, nous le verrons dans la suite, que l'ombre de l'aorte peut, dans les cas d'anévrisme, empiéter grandement sur la clarté pulmonaire ; de même les plèvres normalement invisibles peuvent ou s'épaissir ou contenir un liquide. On aura dans ces deux cas une ombre caractéristique à l'écran. Lorsque la diminution d'étendue des champs pulmonaires n'est pas due à ces causes, en quelque sorte extrinsèques, on doit le plus souvent incriminer la *sclérose pulmonaire*.

La *clarté* des champs pulmonaires subit également des variations en plus ou en moins. L'augmentation de clarté de tout un champ pulmonaire, ou de deux à la fois, ou seulement d'une de leur partie, tient le plus souvent à l'*emphysème* généralisé ou localisé. Dans un *pneumothorax* généralisé, on aurait cependant, du côté du poumon prolabé, un champ très clair contrastant nettement avec le champ pulmonaire du côté opposé. La diminution de clarté dans tout ou partie des champs pulmonaires est due à des causes bien plus nombreuses. Une atténuation plus ou moins accentuée, mais uniforme de la clarté de l'image pulmonaire, dans une étendue variable et sans contours nets, doit faire penser à une *infiltration* congestive ou œdémateuse ; chez les brightiques cette atténuation, souvent peu marquée, rend l'image des champs pulmonaires uniformément grise. Lorsque cette diminution de clarté n'est pas partout égale, mais est irrégulière et donne cette image que Béclère appelle « champs pulmonaires pommelés », on doit songer à la *sclérose* pulmonaire généralisée ou non, suivant les cas. Une opacité anormale, de dimension plus ou moins grande, mais uniformément sombre, est la traduction sur l'écran d'un *foyer de condensation* pulmonaire, quelle qu'en soit la nature : infiltration pneumonique, gangréneuse, purulente, ou tuberculeuse, infarctus, kyste hydatique ou néoplasme. Le nombre de ces opacités, leur siège, la forme et l'état de leurs contours, permettent déjà de les différencier entre elles, mais le diagnostic différentiel certain ne devra jamais être posé qu'après avoir demandé à tous les autres moyens d'investigation clinique usuels ce qu'ils peuvent donner.

Une zone claire bordée d'un anneau sombre est caractéristique, en radioscopie clinique, d'une *caverne*. Quelquefois, on peut apercevoir la partie inférieure de la zone limitée par une ligne horizontale. Si l'on penche le malade on peut constater que cette ligne reste horizontale, quelle que soit la position donnée au sujet. Ce signe, absolument pathognomonique, indique que la caverne contient du liquide, surmonté d'une atmosphère gazeuse, qui obéit alors librement aux lois de la pesanteur. Dans le cas de caverne assez spacieuse, on pourra même, en déplaçant assez rapidement le malade (ou en lui demandant de le faire lui-même), apercevoir les oscillations de ce liquide dans sa cavité. Souvent, après une abondante expectoration du malade, cet aspect disparaît. Ces cavernes peuvent être soit creusées en plein parenchyme pulmonaire, comme dans la tuberculose, la gangrène, soit formées au dépens d'une bronche dilatée, comme dans la bronchectasie, soit encore formée par la poche d'un kyste hydatique évacué, en totalité ou en partie seulement, dans une bronche, soit enfin dues à une pleurésie purulente interlobaire.

Sommets. — Tous ces aspects anormaux de l'image des champs pulmonaires peuvent se rencontrer à des hauteurs différentes du poumon, et cette notion du siège de la lésion reconnue à l'écran sera souvent un précieux renseignement pour fixer le diagnostic. Aussi examinera-t-on très soigneusement les *sommets* afin d'y déceler la moindre diminution de clarté anormale. C'est ainsi qu'on arrive à découvrir les *tuberculoses* encore latentes ou des tuberculoses anciennes ignorées. La constatation d'une opacité anormale à un sommet s'accompagne d'ailleurs d'un ensemble d'autres signes radioscopiques (adénopathie trachéo-bronchique, médiastinale, diminution d'excursion diaphragmatique (signe de Williams) et costale), qui, même en dehors de tout signe clinique ordinaire bien net, permet d'affirmer avec certitude le diagnostic de tuberculose.

Bases. — Les *bases* seront aussi explorées avec soin. Leur clarté normale se trouve diminuée dans tous les cas de congestion. Chez les femmes à seins très développés, on devra prendre la précaution de faire soulever ces glandes en haut et en dehors par un aide ou même par la malade elle-même. Leur masse, en effet, absorbe quelquefois assez de rayons pour faire croire à une diminution notable de la clarté normale du parenchyme pulmonaire à leur niveau.

Côtes, diaphragmes. — Dans tous les cas où l'on aura noté une opacité plus ou moins étendue des champs pulmonaires, on devra retrouver une série de signes radioscopiques qui permettent d'apprécier la valeur de l'élasticité du tissu pulmonaire. Toutes les lésions scléreuses ou congestives dont nous venons de parler affectent, en effet, celle-ci pour une plus ou moins grande part. Or, dès que l'élasticité du tissu pulmonaire est diminuée, on constate une réduction plus ou moins considérable de l'ampleur des mouvements d'élévation des côtes et d'abaissement des diaphragmes. L'obliquité des côtes déjà doit être notée, car l'angle qu'elles font avec la colonne vertébrale se trouve augmenté dans les cas d'emphysème et, au contraire, réduit dans la sclérose pulmonaire. La diminution de l'ampleur de leur excursion pendant l'acte respiratoire sera souvent très apparente lors des inspirations et expirations forcées. On fera des constatations analogues pour les diaphragmes. C'est à dessein que nous disons des diaphragmes, car l'examen radioscopique a bien établi cette notion de deux diaphragmes ayant un fonctionnement indépendant. Il n'est pas rare, en effet, de voir, lorsque le parenchyme d'un des deux poumons, ou l'une des plèvres diaphragmatiques est le siège d'un processus inflammatoire, l'un des deux diaphragmes s'immobiliser plus ou moins complètement pendant l'acte respiratoire, tandis que l'autre conserve un fonctionnement normal ou même exagéré.

La forme régulièrement arrondie en dôme de l'ombre diaphragmatique peut être altérée du fait d'une affection des organes thoraciques; elle est aplanie et abaissée dans le pneumothorax, aplanie également dans la symphyse pleurale; mais elle peut aussi être altérée du fait d'une affection des organes abdominaux, surtout du foie.

Cul-de-sac costo-diaphragmatique, plèvres. — On ne manquera pas d'observer avec un soin particulier *le cul-de-sac costo-diaphragmatique* des deux côtés. A l'état normal on voit à chaque inspiration la clarté pulmonaire « s'insinuer comme un coin » (Béclère) dans le sinus, entre la paroi thoracique et le diaphragme. Cet aspect peut être plus ou moins altéré; une pleurésie ancienne peut être la cause d'une *symphyse pleurale*, qui empêchera le diaphragme de quitter la paroi; l'ombre du diaphragme correspondant est alors aplanie et presque perpendiculaire à la paroi. Souvent la clarté normale du sinus est remplacée par une ombre grise uniforme, à limite supérieure concave en haut et en dedans, et plus ou moins étendue. On peut être certain qu'il existe dans la cavité pleurale un *épanchement liquide* séreux, séro-fibrineux, hémorragique ou purulent, car « la radioscopie ne fait pas entre eux de distinction » (Béclère).

La clarté pulmonaire peut être plus ou moins envahie

par cette ombre qui, dans les petits épanchements, ne remplit que le cul-de-sac. « L'image thoracique est alors obscurcie à sa base du côté malade par une ombre anormale qui masque le contour diaphragmatique... Quand elle ne recouvre pas tout le champ pulmonaire, la limite supérieure de cette ombre, plus ou moins confuse, est le plus souvent oblique en bas et en dedans. Dans les grands épanchements, l'examen radioscopique permet beaucoup mieux que la percussion, surtout si l'épanchement siège à gauche, de mesurer exactement les progrès du déplacement du cœur quand le liquide augmente, et son retour à l'état normal quand le liquide diminue ». La limite supérieure (oblique en bas et en dedans) de ces épanchements simplement liquides de la plèvre « demeure le plus souvent immobile pendant les changements d'attitude du malade et de ses mouvements respiratoires. Un aspect très frappant de l'image pulmonaire qu'on rencontre quelquefois est le suivant : « Le côté malade apparaît comme un vase à moitié plein d'encre, très clair en haut, très sombre en bas, avec une ligne de démarcation nettement horizontale entre les deux zones. Cette ligne rigoureusement horizontale demeure telle dans toutes les attitudes du malade S'il fait ou subit quelques mouvements brusques cette ligne ondule et forme des vagues : c'est la succession hippocratique visible. »

La constatation d'un tel aspect permet d'affirmer avec la plus grande certitude la présence dans la plèvre du côté correspondant d'un *épanchement hydro-aérique* (hydro ou pneumo-thorax). La limite supérieure du liquide, surmontée d'un gaz, obéit alors librement à la pesanteur.

Interlobes. — Enfin, il est une exploration très importante, surtout si déjà on a constaté sur l'image des champs pulmonaires des opacités anormales : c'est l'exploration des *interlobes*. L'obliquité en bas et en avant des interlobes doublés de leurs feuillets pleuraux nécessite l'emploi d'une technique spéciale à leur exploration. En position directe antérieure, le foyer des rayons X devra être élevé ; en position directe postérieure, il devra au contraire être abaissé. Trop minces et trop peu denses à l'état normal, ces feuillets interlobaires ne sont figurés sur l'image radioscopique que si une lésion de *sclérose* en a augmenté les dimensions et la densité ou qu'un *épanchement*, même faible, est venu remplir l'espace virtuel qui les séparait. Dans ces conditions, si les rayons de Röntgen les traversent de l'une à l'autre de leurs faces, même assez obliquement, il ne projetteront sur l'écran qu'une ombre faible, parfois même invisible. Tout au contraire, s'ils sont traversés dans toute leur longueur, d'un bord à l'autre, ils donneront une ombre très sombre dont les dimensions varient avec la grandeur de l'épanchement ou l'importance de la sclérose. Or, les interlobes sont ainsi traversés d'un bord à l'autre par les rayons de Röntgen toutes les fois que les plans qui les contiennent rencontrent le foyer d'émission de ces rayons. On comprend donc pourquoi en position directe antérieure l'ampoule devra être élevée, et au contraire abaissée en position directe postérieure. Il arrivera qu'on pourra observer l'image, caractéristique au premier chef, de ce qu'on appelle « le poumon à trois étages ». C'est le signe radioscopique de la pleurésie interlobaire. Elle est constituée par une bande d'ombre qui tranche sur la clarté du champ pulmonaire et dont la largeur dépend de la quantité de liquide épanché. L'exploration radiologique a permis de déceler ainsi les épanchements les plus réduits et grâce à ce diagnostic précoce, de faire bénéficier plus largement les malades d'interventions thérapeutiques appropriées.

Disons enfin qu'à l'aide d'une sonde souple opaque aux rayons, on peut explorer la direction d'un *trajet fistuleux* intrathoracique, de même qu'avec l'emploi d'une émulsion de sels de bismuth, on peut évaluer les dimensions des cavités pathologiques intrathoraciques ouvertes accidentellement ou chirurgicalement (abcès, kystes, empyème).

Appareil circulatoire intrathoracique. — L'exploration radiologique des *organes intrathoraciques de la circulation*, pour être complète, doit être faite en différentes positions d'examen : positions *directe*, antérieure et postérieure, positions *transverses*, latérales droite ou gauche, positions *obliques*, antérieure ou postérieure droite, antérieure ou postérieure gauche.

Dans la *position directe antérieure* « l'ombre médiane qui figure le médiastin se compose de deux parties superposées et continues, de formes bien distinctes : une partie inférieure irrégulièrement arrondie correspond partiellement à la colonne vertébrale et au sternum, mais surtout au contour du sac péricardique ; une partie supérieure, de forme rectangulaire à bords verticaux et parallèles, qui correspond à la première pièce du sternum, aux quatre ou cinq premières vertèbres dorsales et aux organes interposés au-dessus du sac péricardique ». C'est l'examen de la partie inférieure et d'une petite portion de la partie supérieure qui va nous intéresser pour l'instant. Le *bord gauche de l'ombre cardio-aortique*, le plus accidenté, a une direction générale oblique en bas et en dehors, c'est-à-dire qu'il s'éloigne de plus en plus de la ligne médiane à mesure qu'il descend. Il est formé ordinairement de trois renflements pulsatiles : le premier, très peu accentué, souvent même absent (en position nettement directe), est situé environ à deux travers de doigts au-dessous de l'ombre de la clavicule; il est animé de mouvements d'expansion synchrones avec le mouvement de retrait de l'ombre ventriculaire sous-jacente (systole ventriculaire); il est constitué par le bord gauche de *l'aorte* normale. Le second renflement est animé, au contraire, de mouvements d'expansion synchrones avec le mouvement d'expansion de l'ombre ventriculaire (diastole ventriculaire) : c'est l'ombre du bord gauche de *l'artère pulmonaire* (et une partie de l'auricule gauche), doublant l'ombre de *l'oreillette gauche*. A cette ombre fait suite l'ombre du *ventricule gauche*, constituant le troisième renflement pulsatile; ses mouvements de retrait sont synchrones au pouls. Le *bord droit* de l'ombre cardio-aortique déborde bien moins l'ombre du sternum et de la colonne vertébrale. Courbe dans sa partie supérieure, il devient ordinairement verticale dans sa partie inférieure. Faisant suite à l'ombre de la *veine cave supérieure*, cachée normalement dans l'ombre médiane dont elle contribue à former le bord droit (partie supérieure), sa partie courbe est constituée par *l'oreillette droite* et sa partie verticale par la *veine cave inférieure*.

L'examen latéral donne une image radioscopique du cœur confondue en bas avec l'ombre de la voûte diaphragmatique, en haut avec celle des muscles du moignon de l'épaule et dont les deux bords, tranchant sur une zone claire, correspondent aux deux faces, antérieure et postérieure, du sac péricardique. Le *bord antérieur* se dirige obliquement de bas en haut et en arrière ; il limite avec l'ombre du sternum, dont il se détache, un espace clair en forme de triangle curviligne, *l'espace rétro-sternal*. Le *bord postérieur* convexe se détache presque verticalement de l'ombre diaphragmatique ; il limite, avec l'ombre de la paroi postérieure du thorax, un espace rectangulaire qui s'éclaircit surtout pendant l'inspiration, *l'espace rétro-cardiaque*. Le côté postéro-inférieur et l'angle postérieur de l'espace rétro-sternal correspondent à la *partie ascendante de l'aorte* ; d'autre part, la limite postérieure de l'espace clair rétro-cardiaque est formé par l'ombre de la moitié inférieure de la *portion descendante de l'aorte thoracique* (et celle de l'œsophage qui l'accompagne).

Dans *l'examen oblique antérieur droit*, l'image radioscopique du thorax présente trois ombres claires d'inégale étendue, limitées extérieurement par la paroi thoracique et séparées entre elles par deux ombres verticales distinctes : l'ombre de la colonne vertébrale à gauche de l'observateur et l'ombre cardio-aortique à sa droite. « Dans cette position, le cœur semble avoir perdu sa pointe ; il offre la forme d'un triangle à peu près équilatéral, dont la base se confond avec le diaphragme. De l'angle supérieur du triangle cardiaque s'élève un prolongement, une sorte de bourgeonnement vertical. Cette étroite bande d'ombre (ou ombre rubanée) qui continue en haut l'ombre du cœur (comme une cheminée surmonte le toit d'une maison (Béclère), n'est autre chose que la projection sur l'écran des ombres superposées des deux *portions ascendante et descendante de l'aorte*. Le prolongement aortique de l'ombre du cœur offre une teinte très sombre, contrastant avec la bande claire qui le sépare de l'ombre de la colonne vertébrale. Il se montre également large dans toute sa hauteur (deux travers de doigts environ) et se termine au niveau de l'articulation sterno-claviculaire et de la troisième vertèbre dorsale, par une extrémité arrondie, parfois un peu enflée et toujours de teinte plus sombre que le reste. Dans les conditions d'examen les plus favorables, ces deux bords et la demi-circonférence qui limite son extrémité supérieure sont le siège de mouvements rythmiques d'expansion synchrones aux systoles cardiaques et aux pulsations carotidiennes ; c'est la preuve qu'il s'agit bien de la projection de la *crosse aortique* ».

On le voit donc, aucune des cavités cardiaques, aucun des gros vaisseaux de la base du cœur n'est inaccessible à l'examen radioscopique.

Cœur. — Le *sac péricardique* forme, avec son contenu, au point de vue radiologique, un tout indivisible ; aussi, dans les cas d'augmentation de l'ombre cardiaque, devra-t-on toujours penser à l'éventualité possible d'un *épanchement péricardique* et bien peser les commémoratifs et les signes cliniques concomitants avant de conclure à l'hypertrophie ou à la dilatation du cœur.

L'examen radioscopique du cœur, à l'état pathologique, permet d'étudier principalement les changements survenus dans sa situation, sa forme et son volume, accessoirement le degré d'énergie de ses contractions.

L'examen antérieur montre les *déplacements* latéraux sous l'action des épanchements pleurétiques liquides ou gazeux, et de la sclérose pulmonaire avec retraction; suivant la cause du déplacement, les deux bords de l'ombre cardiaque, ou seulement un seul demeurent visibles. Le déplacement à droite peut être poussé si loin que la pointe du cœur soit cachée dans l'ombre médiane et que tout le champ pulmonaire gauche apparaisse libre. L'examen antérieur montre aussi les déplacements en hauteur, l'élévation de la pointe et son écartement de la ligne médiane sous l'action de la distension gazeuse de l'estomac (dans les cas d'aérophagie, par exemple) de l'ascite ou des tumeurs abdominales, l'abaissement de la pointe et son rapprochement de la ligne médiane sous l'influence de l'emphysème pulmonaire qui abaisse le diaphragme.

« L'*examen latéral* montre les déplacements du cœur en arrière; ils sont aussi liés surtout à l'emphysème.

« La radioscopie permet d'évaluer au mieux les *dimensions du cœur*, surtout dans les cas où la co-existence de l'emphysème pulmonaire rend la percussion à peu près impraticable. Cette évaluation se fait, comme on l'a vu déjà, en mesurant (orthodiagraphiquement) le grand diamètre transverse de l'ombre cardiaque à sa base et la distance respective de chacun de ses bords à la ligne médiane. Ceci se fait dans la position d'examen directe antérieure; on pourra ainsi évaluer de façon très suffisamment exacte pour la clinique les modifications de dimension des ombres ventriculaire gauche et auriculaire droite. Dans la position latérale, on pourra mesurer les dimensions transversales de l'ombre interposée entre les deux espaces rétro-sternal et rétro-cardiaque, en somme le diamètre antéro-postérieur du sac péricardique et de son contenu. Dans la position oblique antérieure gauche, « on obtiendra des renseignements sur la saillie de l'ombre de l'oreillette gauche » (Vaquez et Bordet).

« Il est remarquable de voir chez certains vieillards, et chez nombre de tuberculeux ou de candidats à la tuberculose, les faibles dimensions de l'ombre cardiaque qui déborde à peine par sa pointe l'ombre médiane.

« Il n'est pas moins remarquable d'observer les dimensions exagérées de l'ombre cardiaque sous l'influence des lésions valvulaires, artérielles ou rénales.

« Les mouvements rythmiques de l'ombre cardiaque, les pulsations du bord gauche et de la pointe présentent, suivant leur amplitude, deux types pathologiques d'action, un type faible que l'on observe chez les cachectiques, particulièrement chez les phtisiques, un type fort qui se voit surtout dans les lésions aortiques, l'artériosclérose, la néphrite interstitielle.

« Les relations des divers aspects de l'ombre cardiaque avec les différentes lésions valvulaires sont loin d'être très nettement déterminées ; il convient cependant de signaler, dans l'*insuffisance des valvules de l'aorte*, les pulsations exagérées de l'ombre aortique, dans l'*insuffisance mitrale*, le pouls positif de l'oreillette gauche (la saillie de son ombre dans l'espace clair rétro-cardiaque (Vaquez et Bordet), de plus, le contour de l'ombre de la pointe, abaissée, est plus éloigné que normalement du contour thoracique gauche, et n'est plus nettement arrondi : la pointe est « pointue » (Destot); dans l'*insuffisance tricuspide* le pouls positif de l'oreillette droite et de la veine cave descendante, décrit par von Criegern ».

Aorte. — Grâce à l'emploi d'une technique appropriée, « la radioscopie constitue pour l'exploration de l'*aorte thoracique* le procédé de choix, celui qui donne sur la position, sur la forme du vaisseau les renseignements les plus évidents et les plus précis. A la question de savoir si l'aorte a son calibre normal, ou si elle est dilatée, si elle est le siège d'une dilatation générale, ou si elle porte un véritable sac anévrismal, la radioscopie répond presque toujours avec certitude. Les anévrismes ont le plus souvent pour siège la crosse aortique et se dérobent aux modes usuels d'examen ou se révèlent tardivement par des troubles fonctionnels, alors que leur origine fréquemment syphilitique rend très désirable, au point de vue d'un traitement efficace, un diagnostic précoce; c'est assez dire l'importance de la radioscopie de l'aorte ».

La position de choix pour l'exploration de l'aorte est la *position oblique antérieure droite*, qui permet de voir, « au-dessus de l'ombre cardiaque, séparée de la colonne vertébrale par l'espace clair médian, une sorte de prolongement rubané à bords parallèles et pulsatiles dont l'extrémité supérieure arrondie et parfois légèrement renflée, présente aussi des pulsations en tous sens. Ce prolongement rubané correspond aux ombres superposées des deux portions ascendante et descendante de l'arc aortique. L'étude de sa hauteur, de sa largeur, des difformations de ses bords constitue la partie la plus importante et pour ainsi dire le pivot de l'exploration de l'aorte.

« Cette étude exige l'emploi du diaphragme de plomb

et ne présente pas de difficultés quand l'ombre aortique, normale ou modifiée, se détache nettement sur le fond clair de l'image des poumons. L'hypertrophie des ganglions du médiastin, la persistance du thymus, l'existence d'un goître rétro-sternale, les déformations vertébrales, sans parler des lésions pleurales, pulmonaires, cardiaques ou péricardiques, peuvent cependant lui opposer des obstacles dont ne triomphent pas toujours les changements apportés à la hauteur de l'ampoule et à la position du malade.

« Dans certains cas pathologiques, l'*examen antérieur* montre l'ombre médiane débordée à droite par un renflement pulsatile anormal, ou pourvue à gauche d'une saillie pulsatile anormalement accentuée. L'*examen oblique* permet de conclure s'il s'agit d'un simple déplacement de l'aorte s'il fait apparaître le ruban d'ombre aortique avec sa forme et ses dimensions habituelles.

« Dans d'autres cas, très fréquemment observés, l'*examen antérieur* montre au bord gauche de l'ombre médiane une telle exagération de la saillie pulsatile normale, souvent même aux deux bords de cette ombre, de tels renflements pulsatiles à contours semi-cerclés, qu'il est difficile de ne pas soupçonner un *anévrisme*. Cependant, l'*examen oblique* fait apparaître une ombre aortique, qui, notablement accrue en largeur, quelque peu aussi en hauteur, n'en conserve pas moins sa forme rubanée. Il s'agit alors seulement d'un allongement et d'une *dilatation générale* de l'arc aortique, affection d'un pronostic tout autre que celui des anévrismes. L'examen oblique permet ainsi d'éviter une erreur trop souvent commise pendant les premières années de l'exploration radiologique du thorax.

« Dans les cas d'anévrismes vrais, suivant le siège et le volume du sac anévrismal, *l'examen antérieur* peut le montrer manifestement ou ne pas le révéler; mais s'il ne cache pas l'ombre médiane, *l'examen oblique* le met le plus souvent en évidence.

« Quand l'anévrisme est volumineux, l'ombre médiane, à l'*examen antérieur* ou *postérieur*, est débordée d'un côté ou des deux côtés par des ombres anormales plus ou moins grosses, nettement limitées, régulièrement arrondies (comme tracées au compas), qui siègent à des hauteurs variables et ne sont d'ordinaire que faiblement pulsatiles. Les changements de position que subissent les ombres, sous l'influence des déplacements de l'ampoule et des mouvements de rotation imprimés au tronc du malade, permettent de localiser les masses auxquelles elles correspondent, de déterminer leur siège en profondeur et la portion de l'aorte thoracique dont elles dépendent ; on peut mesurer leurs dimensions comme on mesure celles du cœur. A l'*examen oblique* l'ombre de l'aorte a perdu complètement sa forme rubanée et se présente sous l'aspect d'une masse sombre arrondie, inclinée à gauche ou à droite, et dans ce dernier cas, recouvrant dans une plus ou moins grande étendue l'espace clair médian.

« Les petits anévrismes de l'arc aortique demeurent, à l'*examen antérieur* ou *postérieur*, complètement cachés dans l'ombre médiane, ou s'ils la débordent, projettent une ombre qui ne se distingue pas des ombres dues au simple déplacement ou à la dilatation générale de la crosse. C'est l'*examen oblique* qui révèle leur existence, en montrant que l'ombre de l'aorte a échangé sa forme régulièrement rubanée contre celle d'une *massue* dont la partie renflée tantôt siège à l'extrémité, tantôt est latérale et s'incline plus ou moins à gauche ou à droite.

« Les *anévrismes du tronc bronchio-céphalique artériel* se reconnaissent à l'existence d'une ombre arrondie, bien délimitée, faiblement pulsatile, qui occupe dans l'examen antérieur l'angle sterno-claviculaire droit et qui, dans l'examen oblique, apparaît distincte de l'ombre de l'aorte. »

Veines caves. — « L'ombre de la *veine cave supérieure* se confond avec l'image pathologique de l'aorte déplacée à droite et dilatée. C'est seulement dans l'*examen oblique antérieur gauche* qu'elle apparaît comme une ombre distincte, d'ailleurs faible et confuse. Dans le cas de *stase veineuse* générale, elle est agrandie (de même d'ailleurs que la veine cave inférieure, qui forme, comme nous l'avons vu, la partie inférieure du bord droit de l'ombre cardiaque) et produit, à l'examen antérieur, un élargissement de l'ombre médiane. Elle peut présenter des mouvements pulsatiles, synchrones aux battements du cœur. Limités à la partie supérieure du bord droit de l'ombre médiane, ces mouvements traduisent seulement la transmission des pulsations aortiques ; étendus au bord droit tout entier de l'ombre médiane (c'est-à-dire intéressant à la fois *la cave supérieure, l'oreillette droite* et la *cave inférieure)* en cas *d'insuffisance tricuspide,* ils correspondent à la fois au pouls de l'oreillette droite et au pouls cave positif, signalé par von Criegern ; le pouls hépatique les accompagne souvent. »

Artère pulmonaire. — Le deuxième renflement

pulsatile que l'on aperçoit sur le bord gauche de l'ombre cardio-aortique dans l'*examen antérieur* est formé, nous l'avons dit, par l'ombre de l'oreillette droite doublée de l'ombre de *l'artère pulmonaire*. Ainsi, lorsqu'à l'écran ou sur la plaque, on notera une augmentation de son étendue, il sera très difficile, avec ces seuls moyens d'exploration, de décider la part que prennent dans cette augmentation l'oreillette ou l'artère. L'investigation clinique usuelle devra diriger le diagnostic. Notons qu'on rencontre cette augmentation d'étendue du deuxième renflement pulsatile, ordinairement accompagnée d'une dilatation des cavités droites du cœur, dans les *rétrécissements congénitaux* ou *acquis de l'artère pulmonaire*

Médiastin. — Enfin, il nous reste un mot à dire au sujet de la partie supérieure du *médiastin*, des organes qu'elle contient et des productions pathologiques qu'on y peut rencontrer, ainsi que des *déplacements permanents* ou *momentanés* que peut présenter en masse ou en partie le médiastin tout entier.

Nous ne reviendrons pas sur les *adénopathies médiastines* qui nous ont déjà retenus lors de l'exploration des hiles pulmonaires. En dehors des affections bronchitiques pulmonaires, elles peuvent provenir d'un *néoplasme de l'œsophage* ou *de la trachée* qui d'ailleurs pourront, dans certaines circonstances, se révéler eux-mêmes à l'écran. Nous ne ferons que mentionner « l'*hypertrophie du thymus*, les *goîtres plongeants*, certains *kystes congénitaux* et les *abcès par congestion* qui proviennent des lésions tuberculeuses de la colonne dorsale. Ce sont toutes lésions dont l'examen radioscopique, joint à la connaissance des symptômes concomitants et de l'évolution de la maladie, peut aider à reconnaître l'existence, à fixer le siège et l'étendue ».

Les *déplacements permanents* du médiastin sont ceux que l'on observe dans les épanchements liquides ou gazeux des plèvres ou dans les cas de tumeurs volumineuses des poumons. Nous avons déjà vu que l'examen radioscopique était le moyen le plus sûr pour en évaluer l'importance.

Quant aux *déplacements momentanés,* ils se produisent lors des mouvements d'inspiration. Il témoigne d'une inégale élasticité du parenchyme pulmonaire de leur côté et sont dus le plus souvent à la sclérose pulmonaire (Béclère). Suivant l'étendue de cette lésion, on voit le médiastin se déplacer en totalité ou en partie seulement.

En somme, de ce qui précède, on peut juger « combien les rayons de Röntgen peuvent aider, dans l'étude des affections thoraciques, le médecin familiarisé avec leur emploi. Si nombreuses et si précieuses que soient les notions données par ce nouveau mode d'examen, elles ne doivent jamais être qu'un appoint aux signes tirés de toutes les autres sources d'information ; elles valent surtout par l'esprit qui les interprète et, il convient de le répéter, l'esprit médical demeure toujours le principal et le meilleur instrument de diagnostic. »

§ 4. — Exploration du tube digestif.

L'exploration radiologique du *tube digestif*, de date récente, a acquis si vite en ces dernières années une importance telle qu'il n'est pas exagéré de dire qu'en présence de troubles digestifs quelque peu accentués et durables, on devra toujours soumettre le malade à ce précieux moyen d'investigation clinique. S'en dispenser serait le priver d'un des modes d'exploration le plus fertile en renseignements certains et de haute valeur diagnostique.

Technique. — Mais si l'exploration radiologique du tube digestif a acquis cette valeur, c'est grâce à de nombreux perfectionnements de la *technique*. Il est absolument indispensable d'en connaître les moindres détails et d'y avoir recours sous peine de voir cette valeur diminuer beaucoup.

Qu'on se contente, en effet, d'examiner à l'écran un malade en position directe, oblique ou latérale on s'apercevra qu'en aucune de ces positions l'œsophage normal ou pathologique ne peut être décelé, qu'on ne peut explorer de l'estomac qu'une très faible partie, la région du grand cul-de-sac, qui se révèle sur l'écran par une zone claire plus ou moins étendue, qu'enfin les anses intestinales n'apparaissent, surtout sur la plaque, que grâce aux gaz irrégulièrement répartis qu'elles contiennent. Ces maigres renseignements, qui dans certains cas cependant peuvent acquérir une réelle valeur (surdistention gazeuse de l'estomac, de l'intestin), n'auraient jamais pu à eux seuls donner à l'exploration radiologique du tube digestif l'intérêt qu'elle présente à l'heure actuelle, si une technique nouvelle n'était venue tout à coup en décupler le nombre et en augmenter grandement la valeur.

Grâce en effet à cette heureuse condition que les organes creux du tube digestif admettent très facilement des substances — solides, liquides ou gazeuses, — d'opacité très diverses aux rayons X, l'exploration radiologique en est devenue un des modes d'examen clinique des plus fournis en renseignements précieux. C'est ainsi qu'en introduisant dans *l'œsophage* soit des pilules, des cachets ou des cônes de gélatine glycérinée au bismuth, soit une sonde en gomme ou une sonde creuse en caoutchouc remplie de grenaille de plomb, de mercure ou de sel de bismuth, on peut déceler sur l'écran son *trajet*, ses *déplacements*, ses *courbures*, ainsi que le siège de ses *rétrécissements*. Mais les images obtenues dans ces conditions n'étaient que celles de la pilule, du cachet, du cône ou des différentes sondes; aussi préféra-t-on vite des mélanges semi-liquides de bouillie (tapioca, semoule, purée de légumes, crème de riz) ou de gomme et de sels de bismuth. On employa d'abord le sous-nitrate, puis à cause de quelques cas signalés d'intoxication par les nitrites (produit de double décomposition du sous-nitrate en présence des chlorures ou autres sels normaux ou anormaux de l'estomac), on préfère maintenant le carbonate, absolument inoffensif. Un nouveau corps a été dernièrement proposé, l'oxyde de zirconium, qui satisferait pleinement aux conditions d'opacité et d'inocuité.

La transparence de *l'estomac* peut ainsi être augmentée ou plus ou moins. Pour rendre celui-ci plus perméable aux rayons, on le dilate soit en l'insufflant directement avec un cathéter, soit en y introduisant la potion de

Rivière. Pour en augmenter au contraire l'opacité, on fait absorber au malade du carbonate de bismuth ; mais le mode d'administration varie suivant le but que l'on se propose. Ainsi, on peut faire prendre au malade une cuillerée d'un mélange de lycopode (une partie), de carbonate de bismuth (trois parties) et d'eau. Si l'estomac contient encore du liquide, le bismuth lycopodé arrivant à son contact, s'étale à sa surface. (Cette propriété que possède le mélange lycopodé de s'étaler ainsi à la surface des liquides est due à un phénomène de capillarité et tient à ce fait que les différentes parcelles de ce mélange sont inégalement affectées par le contact de l'eau qui en mouille certaines (surtout le bismuth) et ne mouille pas les autres (surtout le lycopode.) On peut faire aussi ingérer des solides au bismuth en forme de cône (sorte de suppositoires.) On préfère actuellement le lait de bismuth (eau et carbonate de bismuth) ou mieux les mélanges pâteux (bismuth gommé) ou alimentaires (repas au bismuth). Le lait de bismuth a l'inconvénient de donner une ombre moins uniforme que celle des mélanges pâteux, car rapidement le carbonate de bismuth (sel relativement lourd) en suspension dans l'eau, se dépose au fond de la cavité qui le contient.

Pour l'exploration de *l'intestin*, il est nécessaire d'employer un repas au bismuth assez copieux, qu'on fait ingérer au malade plusieurs heures avant l'examen.

Le procédé de choix pour l'exploration du tube digestif est l'*examen radioscopique*. Lui seul, en effet, permet d'avoir des renseignements sur l'état fonctionnel de ses différentes parties. Les constatations physiologiques ont ici autant de valeur que les constatations anatomiques ; or, sur l'écran, on peut faire ces deux ordres de constatations, tandis que sur la plaque les dernières seules sont décelables. On devra cependant avoir recours à la radiographie chaque fois qu'on voudra fixer définitivement une image typique apparue à l'écran, soit pour la conserver à titre documentaire ou pour la comparer dans la suite à une autre épreuve prise dans les mêmes conditions et apprécier ainsi les résultats d'une intervention ou d'un traitement, soit pour communiquer au médecin ou au chirurgien du malade les constatations les plus frappantes qu'on a pu faire. Le procédé qui consiste à relever de nombreux calques lors de l'examen radioscopique, plus expéditif et moins coûteux que la radiographie, rend aussi dans ces cas de très grands services.

Afin d'en recueillir le maximum de renseignements, l'exploration radiologique du tube digestif doit être conduite avec beaucoup de méthode.

Bouche, dents, pharynx. — La *bouche*, les *dents*, le *pharynx*, accessibles presque entièrement à la vue et au palper, bénéficient beaucoup moins que le reste du tube digestif de l'exploration aux rayons de Röntgen. Cependant nous avons vu, au chapitre de l'exploration de la tête, les grands et nombreux services que cette méthode peut rendre en art dentaire. De même les mouvements du pharynx étant très nettement visibles sur l'écran au moment de la déglutition des bouillies bismuthées, on pourra noter leurs troubles plus ou moins accentués dans certaines dysphagies organiques ou fonctionnelles.

Œsophage. — Bien plus nombreux et bien plus importants sont les renseignements fournis par la radioscopie dans l'exploration de l'*œsophage*. Absolument inoffensive et ne faisant courir aucun risque aux malades, la radioscopie est la méthode de choix pour l'exploration du tube œsophagien et doit être, dans tous les cas, pratiquée avant l'exploration à la sonde ou à l'œsophagoscope, qui n'est pas exempte de danger.

La meilleure position pour l'exploration de l'œsophage est la position *oblique postérieure gauche*. C'est dans l'espace clair médian que parcourt, de haut en en bas, la portion thoracique de l'œsophage, que vont apparaître en noir très sombre les différentes préparations au bismuth déglutiés par le malade.

Tout d'abord on peut être amené à faire l'exploration radiologique de l'œsophage pour y déceler la présence d'un *corps étranger*. Si le corps étranger est opaque aux rayons X (pièce de monnaie, jeton d'os, appareil de prothèse, etc.), il sera ordinairement très facile de le reconnaître dans l'œsophage. D'après son siège tout contre la colonne vertébrale, on pourra dire s'il est bien dans le conduit digestif et non dans la trachée ou les bronches; d'ailleurs, les symptômes provoqués par la présence d'un corps étranger dans les voies respiratoires ne sont pas comparables à ceux que provoquent les corps étrangers de l'œsophage. De plus, les corps étrangers de la trachée et les bronches subissent souvent des mouvements d'ascension et d'abaissement synchrones aux mouvements respiratoires et remontent au moment de la déglutition. On pourrait d'ailleurs s'en rendre absolument compte en faisant ingérer au sujet une cuillerée de bismuth gommé. L'ombre du bismuth vient envahir l'ombre du corps étranger et la masquer pour un instant, si celui-ci est bien dans l'œsophage.

Si le corps étranger n'est pas opaque aux rayons (jetons de bois, arêtes de poisson, etc.), on rend sa présence évidente en faisant déglutir au malade une boulette de mie de pain de la grosseur d'une aveline, puis, aussitôt après, un peu de bismuth gommé. La mie de pain s'arrête au niveau du corps étranger et y retient tout ou partie du bismuth. Il est alors fréquent de noter des mouvements antipéristaltiques dans la portion susjacente de l'œsophage.

C'est surtout au niveau de la partie supérieure (au-dessus du cricoïde) et dans la partie tout inférieure du conduit œsophagien (cardia) et, quelquefois cependant, à la partie moyenne (croisementde l'aorte), qu'on trouvera arrêtés la plupart des corps étrangers déglutis, Souvent, on notera à ces différents niveaux un degré plus ou moins prononcé de *spasme*.

Utile à la recherche et à la localisation des corps étrangers de l'œsophage, l'examen radioscopique en facilite encore singulièrement l'extraction. Les différents instruments (crochet de Kirmisson, pinces de Mathieu, panier de Græfe) employés pour cette opération sont en effet métalliques, par conséquent très opaques aux rayons ; on peut donc facilement s'aider du contrôle de l'écran pour pratiquer cette extraction et dans la plupart des cas on en retire grand bénéfice. Si l'on devait faire une intervention sanglante, il serait utile alors de faire une radiographie immédiatement avant cette opération.

En dehors des cas de recherche de localisation, d'extraction des corps étrangers, l'examen radioscopique de l'œsophage se pratique comme suit :

On prépare avec de l'eau, additionnée ou non de

gomme, et du carbonate de bismuth (20 à 40 grammes), une cuillerée de pâte épaisse. Le malade étant dans la position d'examen oblique postérieur gauche, on le prie de prendre avec la main gauche la cuiller dont il devra avaler le contenu lorsqu'on le lui dira. On excite alors le tube à rayons X et on regarde à l'écran en diaphragment autant que possible. Si à ce moment le malade absorbe la pâte de bismuth, on peut voir celle-ci descendre très rapidement jusqu'au diaphragme, en donnant sur l'écran une longue traînée noire large tout au plus d'un travers de doigt, puis, assez rapidement, après deux ou trois mouvements de déglutition, le tout se rassemble à la partie inférieure et passe dans l'estomac.

Ceci n'est évidemment exact que si tout est normal. S'il existe des *déviations* — et l'examen aux rayons X en montre la fréquence — on en pourra apprécier l'importance et souvent la cause (épanchements pleuraux, anévrismes, tumeurs, etc.); dans les cas de *sténoses*, si le malade examiné a manifestement ingéré, dans son passé, un liquide caustique, on verra ordinairement l'ombre du bismuth dessiner dans une région quelconque de l'espace clair médian (le plus souvent à la partie moyenne) un entonnoir. De la partie inférieure de cet entonnoir, on verra s'échapper quelques portions de bismuth sous forme d'un mince filet ou par segments qui finissent par se rejoindre. Au bout de quelque temps, tout passe enfin. Mais il arrive parfois que rien ne passe du tout, même après l'ingestion de quelques gorgées d'eau. Le malade se débarrasse alors du liquide bismuthé par vomissement.

Mais beaucoup plus fréquemment on a à examiner

un malade sans antécédents bien nets et se plaignant de *dysphagie :* les aliments solides ou bien ne passent pas du tout — seuls les liquides sont déglutis — ou bien sont plus ou moins facilement avalés. Comme on pensera, dans le premier cas, à une sténose très serrée, il faudra donner au malade un lait de bismuth (eau et carbonate en suspension) assez clair. Le bismuth s'arrête alors souvent au niveau de la 4e dorsale, à la bifurcation des bronches, parfois plus inférieurement. L'ombre qu'il donne peut avoir en largeur les dimensions du calibre normal de l'œsophage ou paraître anormalement élargie (rétro-dilatation) : puis on voit le bismuth passer lentement au niveau de la sténose sous la forme d'une traînée noire plus ou moins large et reprendre aussitôt après le rétrécissement une marche plus rapide.

Très souvent il arrive que le liquide bismuthé stagne ; il présente alors fréquemment des mouvements. Ces mouvements peuvent être soit des pulsations isochrones aux battements du cœur : ce sont des mouvements communiqués dus aux contractions de l'oreillette droite, soit des changements de niveau rythmiques, se reproduisant toutes les 5 à 6 secondes : ce sont alors des *contractions anti-péristaltiques* du canal œsophagien. Le malade rejette alors très vite le contenu de sa poche par vomissement.

Si l'on a affaire à une sténose peu serrée, le liquide bismuthé passant trop vite, on devra employer la pâte ou la bouillie de bismuth, préférablement aux cônes ou aux cachets. Dans certains cas même, on devra employer une bouchée de pain de la grosseur que le malade désigne comme étant celle qui détermine chez lui la sensation dont il se plaint. On lui fera prendre par-dessus un peu de lait ou de bouillie de bismuth.

Comme on le voit, la radioscopie nous renseigne donc sur l'existence, le siège, le degré et la longueur des rétrécissements, mais non sur leur nature. Les antécédents, les signes cliniques ordinaires et tous les autres procédés d'investigation devront trancher la question de savoir s'il s'agit d'un *rétrécissement fonctionnel* ou *organique*, d'une *sténose spasmodique*, *cicatricielle* ou *cancéreuse*.

Toutefois s'il s'agit d'un *spasme*, une injection de un quart de milligramme de sulfate d'atropine fera souvent cesser en quelques minutes la contraction musculaire, et à l'écran on ne retrouvera plus de signe de sténose.

Il arrive parfois que l'ombre du bismuth arrêté (surtout dans la région supérieure du conduit) présente un contour inférieur extrêmement arrondi, *en nid de pigeon*. Si l'on fait avaler de nouvelles quantités de liquide bismuthé, l'ombre, à partir d'un certain moment, n'augmente plus en hauteur, et le bismuth descend facilement. Il faut alors penser à un *diverticule œsophagien*, fréquent dans les cas de sténoses (spasme à forme grave de l'œsophage) et souvent plusieurs jours après ce premier examen on peut constater encore l'ombre caractéristique en nid de pigeon.

Enfin, dans certains cas rares, on pourra rencontrer des *dilatations énormes de l'œsophage* (dilatations dites idiopathiques essentielles de l'œsophage avec cardio-spasme) sur lesquelles l'exploration à la sonde ne donne aucun renseignement.

Estomac. — Pour être complète et avoir toute sa valeur, l'exploration radiologique de *l'estomac* doit être faite dans certaines conditions bien déterminées. Nous supposerons que nous ignorons totalement ce que peut avoir de pathologique l'estomac du malade examiné et que nous y pouvons rencontrer les lésions les plus diverses. Cette méthode nous permettra de passer en revue les nombreux renseignements qu'on peut retirer d'un examen radiologique bien conduit de cette partie importante du tube digestif.

C'est le matin que nous procéderons à cet examen, car le malade devra être à jeun. On commencera par le placer en position *d'examen vertical direct*, *antérieur* de préférence. Si le rayonnement employé est d'un degré de pénétration moyen suffisant, on devra voir très nettement, sous la coupole diaphragmatique et à gauche, une *zone claire* « de forme ovoïde, sphérique ou en dôme suivant les cas » (Lewen et Barret) (1). Cette zone claire, qui normalement a une hauteur de 6 à 8 centimètres sur 10 à 12 centimètres, représente la *chambre à air* de l'estomac. Dans toute la portion sous-jacente, la cavité gastrique est virtuelle, lorsque l'estomac ne contient pas de liquide. Les dimensions de cette chambre à air peuvent être augmentées et la distension gazeuse être telle que le diaphragme s'élève plus à gauche qu'à droite. Il s'agit très probablement *d'aérophagie* ; on devra retrouver alors une certaine quantité de liquide dans l'estomac ; ce n'est ordinairement pas du liquide de stase, mais de la salive déglutie, « l'aérophagie étant toujours intimement liée à la sialophagie ».

On fera prendre ensuite au malade une cuillerée de

(1) Les citations entre guillemets sont toutes tirées, à moins d'indication contraire, du livre de MM. G. Lewen et G. Barret : *Radioscopie gastrique et maladies de l'estomac.* (Collection moderne (Doin 1909).

bismuth lycopodé en lui recommandant de l'avaler d'un seul trait et sans respirer, afin « d'éviter la toux ou autres réflexes gênants que provoquerait le passage de la poudre dans le nez ».

S'il existe du liquide, même en très petite quantité, dans l'estomac, le bismuth licopodé, en s'étalant à sa surface, donnera sur l'écran une ombre rectiligne horizontale très nette qui en fixera la limite supérieure. La constatation de liquide en quantité variable dans un estomac à jeun depuis la veille au soir permettra de diagnostiquer, en dehors du cas de sialaphagie signalé plus haut, la *stase* stomacale et, dans une certaine mesure, de juger de son importance.

Si l'estomac ne contient pas de liquide, on voit le bismuth descendre le long du bord droit de la zone claire et s'étaler plus ou moins dans sa portion inférieure en y formant une masse triangulaire dont le sommet tend à s'insinuer vers la portion sous-jacente de l'estomac. Il y descend bientôt d'ailleurs, surtout si le malade déglutit un peu de salive. On voit alors apparaître le *pôle inférieur* de l'estomac.

Mais le pôle inférieur, la forme générale, la direction, les dimensions de l'estomac seront rendues plus manifestes par l'ingestion de bismuth gommé ou d'une bouillie quelconque au bismuth (riz, purée, etc). C'est ce qu'on appelle le repas de bismuth. On en préparera 300 à 400 grammes avec 50 grammes de bismuth, afin de mettre l'estomac à peu près dans les conditions de charge normales.

On remarquera tout d'abord comment se comporteront les premières cuillerées. Normalement, on voit sur l'écran le bismuth descendre dans l'estomac, contourner le bord droit de la zone claire et pénétrer bientôt dans la portion tubulaire sous-jacente de l'estomac, jusqu'au point le plus déclive. Nous pouvons déjà être renseigné sur la direction générale et sur les dimensions de l'estomac. Ordinairement, l'estomac normal est dirigé très verticalement le long du bord gauche de la colonne vertébrale. Mais on peut le rencontrer plus oblique. Il sera facile de juger des anomalies de cette direction, telles que son inversion, ses déviations pathologiques. Ses dimensions verticales seront mesurées orthodiagraphiquement en marquant sur l'écran la limite inférieure du pôle inférieur et la limite supérieure de la chambre à air. Normalement, cette hauteur est de 20 centimètres chez l'homme et 22 centimètres chez la femme. On pourra trouver cette hauteur considérablement accrue et le pôle inférieur très abaissé, mais si le pôle supérieur est toujours au diaphragme, on ne peut parler de *ptose* générale de l'estomac ; tout au plus, pourrait-on dire pyloroptose.

Continuant notre exploration, nous ferons prendre au malade le reste de son repas et on notera soigneusement le *mode de remplissage* observé. En effet, chez un sujet normal, à mesure que les quantités introduites dans l'estomac augmentent, l'ombre de la portion tubulaire s'élargit et devient plus nette ; quelle que soit la quantité de repas absorbé, le point le plus déclive et le niveau supérieur du liquide restent à peu près à la même hauteur. Mais si l'estomac a perdu sa *tonicité* (estomac dilaté), ce mode de remplissage ne se retrouve plus : l'estomac se remplit comme une vessie inerte ; le repas tombe dans le cul-de-sac inférieur qu'il abaisse et distend progressivement ; la portion tubulaire s'étire au point de créer une biloculation temporaire. L'estomac des aérophages se remplit d'une façon analogue.

C'est à ce moment de l'examen que l'on pourra juger de la *forme générale* de l'estomac et de sa *mobilité*. L'estomac normal est vertical dans son ensemble et sa partie inférieure est légèrement oblique en bas et à droite. Son pôle inférieur est situé beaucoup plus bas qu'on ne le croyait avant la pratique de l'exploration radiologique. Il est contenu presque en entier dans la moitié gauche de l'abdomen : seule la région pylorique atteint ou dépasse quelque peu la ligne médiane. Le *pylore* se trouve ordinairement au point le plus déclive de l'estomac. Assez souvent le cul-de-sac inférieur de l'estomac (pôle inférieur) est légèrement distendu et une légère dilatation de la région de l'antre du côté de la grande courbure fait ressembler l'ombre de l'estomac remplie de bismuth soit à un *bas de laine*, soit à un *hameçon*. Dès que ces formes deviennent un peu accentuées, il y a lieu de les considérer comme pathologiques.

Pour parfaire l'examen radiologique de l'estomac au point de vue de sa forme, il sera bon d'examiner le sujet en différentes positions, le *décubitus latéral droit* ou *gauche*, par exemple.

Parmi les nombreuses déformations de l'ombre stomacale qu'on pourra rencontrer, les unes seront dues à des causes extrinsèques, telles qu'une tumeur abdominale refoulant une des courbures, d'autres à des causes intrinsèques. Le palper, pratiqué pendant l'examen radioscopique, rend alors de grands services.

Une des déformations des plus typiques de l'estomac est sa *biloculation* permanente : l'ombre du bismuth est divisée en deux parties réunies par un canal plus ou moins étroit et rappelle un peu l'image d'un sablier (estomac en sablier). Il faudra toutefois se mettre en garde contre des erreurs d'interprétation possibles et, par exemple, ne pas considérer comme biloculaire l'estomac des dilatés, qui affecte souvent cette forme. La biloculation vraie a pour cause une *sténose médio-gastrique* qui peut être due à des adhérences, — elle est alors justiciable de l'intervention — à un néoplasme, — l'intervention peut dans ce cas être discutée, — et fréquemment à la syphilis; — le traitement spécifique donne là, comme ailleurs, de bons résultats. Parfois, lors de nouveaux examens, pratiqués à quelques jours d'intervalle, on pourra trouver que la biloculation, plus ou moins marquée d'abord, s'est accentuée beaucoup, ou, au contraire, a diminué. Il s'agit alors d'un *spasme médio-gastrique* que détermine souvent l'*ulcère* de la partie moyenne de la paroi stomacale. Enfin, après un traitement approprié ou une intervention bien conduite, on pourra juger ultérieurement du bénéfice procuré au malade au point de vue de la sténose.

Par le palper derrière l'écran, et après avoir dit au malade de rétracter ou de faire proéminer en avant son ventre (faire ventre creux ou faire gros ventre), on pourra juger de la *mobilité* de l'estomac. La *périgastrite,* en créant des adhérences, réduit beaucoup celle-ci.

Des différences de clarté accentuées en pleine ombre stomacale, « une plage claire au milieu de l'air gastrique » doivent faire penser à une *tumeur* de la paroi. On palpera le malade sous l'écran pour voir si cette différence de clarté ne tient pas à une mauvaise répartition du bismuth dans la cavité gastrique. S'il s'agit d'un néoplasme, on sentira ordinairement une résistance marquée au niveau même de la plage claire notée à l'écran. De même « une encoche interrompant les contours de l'ombre stomacale ou même supprimant une portion entière de l'image, l'extrémité pylorique, par exemple », persistant malgré les efforts que, par la palpation, on fera pour en modifier l'aspect, en impose beaucoup pour le diagnostic de tumeur de l'estomac.

Mais déjà apparaissent les *contractions péristaltiques* qui vont nous fournir d'importants renseignements. Normalement, on les voit débuter au niveau de la partie supérieure de la grande courbure, sous forme d'une dépression ; puis en face, sur la petite courbure, en apparaît une autre qui va à la rencontre de la première. Toutes deux cheminent le long des bords de l'ombre noire du bismuth et s'accentuent en arrivant dans la région du pôle inférieur. Les deux encoches sont à ce moment si profondément marquées qu'elles délimitent dans la région pylorique une poche presque complètement séparée du reste de l'estomac. Peu à peu cette poche pylorique diminue de volume et disparaît ; on pourrait croire que son contenu est entièrement passé dans le duodénum. En réalité, très peu du bismuth qu'elle contient ne franchit, — surtout au début, — le sphincter pylorique. L'espèce de valve formée par la réunion des deux encoches, n'étant pas étanche, la plus grande partie du bismuth rentre dans l'estomac, car le volume du repas de bismuth ne varie pas d'une façon sensible à chaque fois qu'une poche a disparu. Les contractions se succédant, très irrégulièrement d'ailleurs, de vingt en vingt secondes environ, l'estomac devrait se vider très rapidement, s'il n'en était pas ainsi ; or, pris dans ces conditions, le repas est évacué en cinq ou six heures environ. Une durée plus longue doit être considérée comme relevant d'une cause pathologique.

Ces contractions peuvent apparaître normales en intensité, mais faire défaut au niveau d'un point, toujours le même, de la paroi. Si ce point est assez limité, qu'au palper on ne constate aucune tumeur à son niveau, et que par ailleurs les autres signes cliniques le permettent, on devra penser à l'*ulcère* de l'estomac. Si cette zone de disparition des contractions est très étendue, si même les contractions n'existent plus, il est alors très probable qu'il s'agit d'une *infiltration néoplasique* des parois stomacales. La *linite plastique* réalise souvent cette condition.

Au contraire, les contractions péristaltiques peuvent être exagérées ; c'est que très probablement il existe un obstacle plus ou moins difficile à franchir, un certain degré de *sténose du pylore*. On constate alors un signe pathognomonique : c'est l'existence de contractions antipéristaltiques. D'autre part, dans les cas de béance du pylore, due à un néoplasme, le repas ne séjourne plus dans l'estomac et passe tout de suite dans l'intestin grêle. Il en est à peu près de même chez les *gastro-entérostomisés*, si la bouche artificielle fonctionne bien. La radioscopie, dans ces cas, donne de précieux renseignements post-opératoires.

Enfin, il est possible, à l'aide de la radioscopie, d'avoir quelques renseignements sur le *chimisme* stomacal. On fait prendre au sujet quelques grammes de bismuth enfermés dans une membrane animale (paroi de cœcum). L'ombre du bismuth apparaît alors nettement arrondie dans l'estomac. Par des examens répétés, on note le moment où, à cause de la digestion de cette membrane, le bismuth est rendu libre dans la cavité gastrique et, d'après le temps plus ou moins long qu'il a fallu attendre après l'ingestion pour voir apparaître l'aspect nouveau sous lequel se présente alors l'ombre du bismuth, on en conclut à une hyper- ou hypo-activité du suc gastrique. Ordinairement, la digestion de la membrane a lieu après deux heures et demie de séjour dans un estomac normal.

Les renseignements fournis par l'exploration radiologique d'un estomac sont donc très nombreux et de la plus haute importance. Aussi, ne devra-t-on pas négliger ce mode d'investigation, chaque fois qu'on se trouvera en présence de troubles digestifs quelque peu durables.

Intestins. — L'exploration de l'*intestin* aux rayons X est loin de fournir autant de renseignements que celle des premières voies digestives.

L'*intestin grêle* est très inégalement accessible à ce mode d'investigation. Cependant, on peut suivre en général la progression du bismuth dans la première portion du duodénum, seule partie fixe de toute la masse de l'intestin grêle. Plus rarement la deuxième et la troisième portion apparaissent à l'écran. Tout le reste de l'intestin grêle étant mobile, ne donne, lorsque le bismuth y arrive, que des ombres éparses, impossibles à localiser.

Cette exploration pourra cependant montrer ou non un état anormal de dilatation ou d'élargissement de la première portion de l'intestin grêle. Quelquefois, en pleine masse intestinale, on aperçoit comme des cylindres verticaux parallèles, ressemblant à des tuyaux d'orgue, dont la partie supérieure est claire et la partie inférieure sombre. La limite supérieure du bismuth est nettement horizontale, mais à des niveaux différents dans chaque anse, et, au cours de l'examen, ces niveaux varient continuellement en hauteur. Cet aspect paraît indiquer une augmentation de volume anormale des circonvolutions grêles.

Après une *gastro-entéro-anastomose,* on peut voir encore la partie de l'intestin grêle, qui a été réunie à la bouche stomacale, se remplir de bismuth immédiatement après l'ingestion du repas. Le calibre de l'échappement est ordinairement mince, car l'intestin est contracté. Très vite, d'ailleurs, l'ombre du segment accolé se perd dans la masse intestinale et l'on ne peut plus suivre le cheminement du bismuth.

Quelques heures après le repas, — quatre à six en moyenne — on peut voir le bismuth accumulé dans les dernières portions de l'intestin grêle et ayant déjà partiellement envahi le cœcum. L'embouchure de l'intestin grêle est difficile à voir. Plus rarement encore, l'*appendice* apparaîtra sur une épreuve radiographique. Il peut arriver cependant qu'on y décèle des *calculs.*

A partir du moment où le *cœcum* apparaît à l'écran, le cheminement du bismuth dans l'intestin devient plus lent. Les *colons, ascendant* et *transverse,* ne deviennent visibles que six à douze heures après le repas, et il faut environ vingt-quatre heures pour que tout le gros intestin apparaisse. La durée du passage complet est de vingt-quatre à quarante-huit heures environ : si elle dépasse quarante-huit heures, on peut conclure à un état de constipation.

Le *gros intestin* est très reconnaissable, car il a un aspect bosselé : c'est une espèce de cordon moniliforme. Le cœcum peut paraître anormalement ou irrégulièrement dilaté. L'*angle colique droit* est ordinairement marqué par une bulle d'air. Le *colon transverse* offre l'aspect d'une guirlande simple ou parfois double dont le point le plus déclive siège à des hauteurs très variables ; on le trouve quelquefois dans le petit bassin. L'*angle colique gauche* est le plus souvent aussi marqué par une bulle d'air qu'il est facile de confondre avec la chambre à air stomacale avant le repas de bismuth. Le *colon descendant* et le reste du gros intestin n'apparaissent ordinairement pas bien à l'écran.

Lorsqu'on ne désire pas être fixé sur le temps que mettent les aliments à parcourir l'intestin grêle, on peut employer un procédé d'exploration du gros intestin plus expéditif en utilisant le *lavement* bismuthé (100 grammes de carbonate de bismuth pour un litre d'eau). Le liquide bismuthé se répand immédiatement dans tout le gros intestin jusqu'à la *valvule iléo-cæcale* (barrière des apothécaires), qu'il ne franchit pas. On sera immédiatement renseigné sur la forme, les dimensions et le siège des différents segments du gros intestin.

Ces différents procédés d'exploration ont déjà rendu de grands services et l'on a pu ainsi localiser sur le gros intestin des sténoses serrées avec rétro-dilatation (Rieder). Bien souvent déjà, ils ont permis de préciser avec exactitude l'origine de certaines douleurs abdominales et, dans la plupart des cas, d'y remédier efficacement.

Enfin, dans certains cas, après avoir évacué au

mieux les dernières parties du gros intestin, on pourra l'insuffler au moyen d'une simple canule montée sur une soufflerie quelconque. Cette technique permettra, dans certains cas, de mettre en évidence la présence dans le gros intestin de *scybales* ou de *calculs stercoraux*.

Avant de terminer ce chapitre, il nous reste à signaler que dernièrement la *physiologie normale du gros intestin* vient d'être renouvelée, grâce aux constatations radioscopiques. Jusqu'ici, en effet, on supposait que le chyme cheminait lentement du cœcum au rectum ; or, Holzknecht a établi qu'il n'en est pas ainsi. Il a montré que des contractions rapides, — deux à trois secondes de durée, — mais rares, — 2 à 3 en vingt-quatre heures, — se produisant en masse dans tout un segment du gros intestin, faisaient passer le chyme dans le segment suivant. Pendant la contraction, le segment intéressé apparaît dépourvu de ses bosselures et sous l'aspect d'un ruban, puis disparaît plus ou moins complètement. Le segment suivant, jusqu'alors invisible, apparaît avec ses bosselures caractéristiques ; au bout de quelques heures, il entre lui-même en contraction et fait apparaître le segment suivant.

En résumé, l'exploration radiologique du tractus digestif tout entier est venue fort heureusement en aide aux médecins dans le diagnostic parfois si difficile des affections de cet appareil. Si, à l'heure actuelle, l'interprétation de tous les renseignements que peut fournir ce nouveau mode d'investigation clinique, laisse encore à désirer, il n'en est pas moins vrai que nombreux sont les faits positifs constatables, sur l'écran ou sur la plaque, qui permettent d'orienter heureusement un diagnostic et d'instituer une thérapeutique rationnelle.

§ 5. — Exploration Radiographique des Principaux Organes Abdominaux en dehors de l'Estomac et de l'Intestin.

Annexes du tube digestif. — Nous n'envisagerons ici que le foie et la rate. La situation profonde du *pancréas* en empèche l'exploration méthodique. Il est cependant permis de penser que, dans des circonstances favorables, les calculs qui peuvent s'y produire se révèleront sur une bonne épreuve.

Foie. — En clinique usuelle, le *foie* n'est accessible à l'exploration physique que sur quelques points de sa périphérie. La palpation et la percussion ne permettent, en effet, d'explorer que le bord antérieur et la région périphérique de sa face supérieure en contact avec la paroi abdominale. Mais sa face inférieure et la partie de la face supérieure coiffée par le diaphragme et la base du poumon — le *dôme hépatique* — échappaient jusqu'à présent à toute investigation. La découverte de Röntgen a permis heureusement de combler cette lacune et l'on peut dire, actuellement, que l'exploration physique du foie n'est complète que si l'on fait un examen radiologique de cet organe.

Mais, pour avoir quelque valeur, cet examen doit être fait suivant certaines règles de l'exploration à l'aide des rayons X en général et de l'exploration radiologique du foie en particulier. Dans chaque cas particulier, le médecin radiologiste devra le plus souvent adopter une *technique* spéciale, afin de bien mettre en évidence l'aspect anormal qui lui est révélé sur l'écran.

Là, en effet, *plus* peut-être *que partout ailleurs*, la

radioscopie devra précéder la radiographie. On commencera par l'examen du dôme, et la *position verticale* — malade debout ou assis — est la position de choix. L'emploi du fauteuil transportable est très utile, si l'on doit fixer sur la plaque une des nombreuses images apparues sur l'écran.

Normalement, le *dôme,* recouvert du diaphragme et mobile avec lui, est limité par une ligne très nette. On peut le trouver surélevé, déformé. Il est alors nécessaire de faire successivement des examens de face, de dos, de profil, afin de bien localiser la déformation anormale apparue à l'écran. L'exploration radiologique du dôme hépatique nous renseigne donc sur l'existence ou non d'une ou plusieurs déformations, sur leurs dimensions et leur siège exact, mais non sur leur nature, et c'est grâce à l'ensemble des autres signes cliniques, des anamnestiques qu'on fera le diagnostic d'*abcès dysentérique*, de *kyste hydatique,* de *tumeurs néoplasique* ou *syphilitique*.

Dans plusieurs cas d'*ectopie du colon transverse*, Béclère constata une zone claire anormale au-dessous du diaphragme droit. Cet aspect doit faire penser aussi à la possibilité d'un *abcès gazeux sous-phrénique;* Béclère n'en a cependant pas encore rencontré.

L'exploration de la *face inférieure* du foie est rendue possible grâce à une technique spéciale imaginée par Béclère. Le malade étant à jeun, on distend artificiellement par des gaz (potion de Rivière) la cavité stomacale, qui devient alors une sorte de coussin transparent sur lequel repose le foie par sa face inférieure. Mais la position d'examen verticale n'est plus la position de choix. Il est préférable, en effet, de mettre le malade dans le *décubitus dorsal*, l'ampoule étant placée au-dessous de lui. (Au domicile des malades, l'emploi de notre lit transportable facilite beaucoup cette technique.) Les gaz occupent alors la portion supérieure de l'estomac et, grâce au contraste de l'ombre hépatique avec la clarté stomacale, la limite inférieure de l'ombre du foie est très nette. Ce sont les déformations de cette limite inférieure qui permettront de penser à un kyste hydatique ou à tout autre tumeur de la face inférieure du foie.

On voit donc qu'avant d'explorer le foie au trocart, — pratique dangereuse, encore très courante, — on pourra utilement procéder à un examen radiologique. Si une intervention est jugée par la suite nécessaire, cet examen servira, en outre, à l'orienter.

Recherche des calculs biliaires. — A l'encontre des calculs urinaires, les *calculs biliaires* ne se révèlent sur la plaque que d'une façon tout à fait exceptionnelle. Ce fait est dû à leur composition différente. Les calculs biliaires sont en effet constitués le plus souvent par de la cholestérine ; rarement ils contiennent des sels de chaux. Ce n'est cependant qu'à cette condition qu'ils ont quelque chance d'être révélés par la radiographie. La technique par ailleurs a une grande importance et tient essentiellement dans les six règles suivantes « établies par Béclère » : « 1° Plaque au contact du rebord chondrocostal droit ; 2° *Décubitus dorsal* sur un plan perméable aux rayons émis par l'*ampoule* placée *en dessous* », de façon telle que le rayon normal passe autant que possible par la région vésiculaire ; (fig. 17) (l'emploi au domicile des malades du lit-table transportable permet de satisfaire très facilement à cette deuxième règle) ; 3° *Réplétion gazeuse* de l'*estomac* (potion de Rivière) ; 4° Radiographie « aussi rapide » que possible et en apnée. (Avec l'appareillage transportable, il sera nécessaire de faire usage d'un

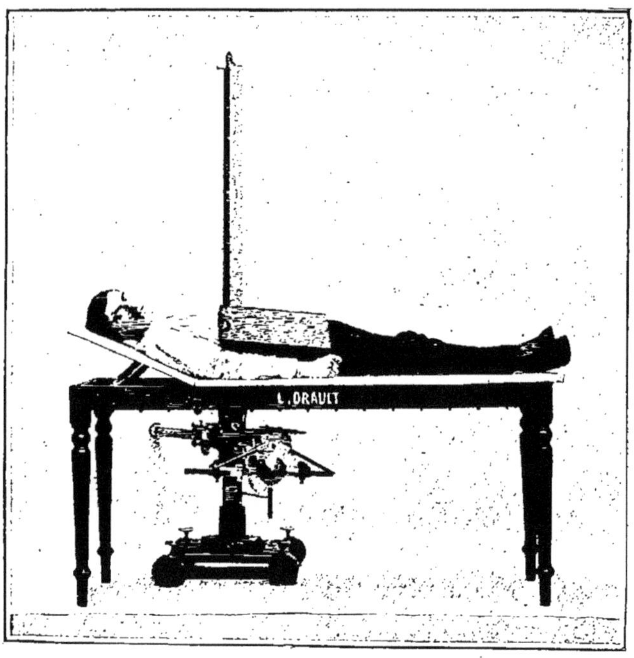

Fig. 17. — Position de l'ampoule, du sujet et de la plaque pour la radiographie de la région vésiculaire (la table sur laquelle repose le sujet n'est pas le lit transportable décrit plus haut).

écran renforçateur) ; 5° Emploi d'une empoule dure donnant des rayons n° 8 à l'échelle de Benoît ; 6° Emploi d'un diaphragme de plomb pour limiter à la région explorée le faisceau de rayons de Röntgen. De plus, « il est recommandé de faire prendre au malade, la veille de l'exploration radiographique, un purgatif léger de nature végétale de préférence qui assure l'évacuation de l'intestin ».

Rate. — L'exploration radiologique de la *rate* n'est possible, dans la plupart des cas, qu'après distension gazeuse de l'estomac. En haut et à droite, — en position antérieure — de la large plage claire qui envahit alors la région abdominale jusque-là confuse et presque uniformément grise, on aperçoit une ombre à contour interne plus ou moins convexe qui s'étend jusqu'au bord droit de l'image. Cette ombre est formée par la rate doublée des portions du gros intestin qui vont former l'angle colique gauche. Normalement, la dimension transversale de cette ombre est de 4 à 5 centimètres environ. Le pôle supérieur de la rate confine au diaphragme, le pôle inférieur aux anses intestinales. Lorsque la rate est augmentée de volume (leucémie myéloïde), le bord de son ombre envahit la clarté stomacale et peut dépasser la ligne médiane. Ce bord droit peut être déformé et apparaître flanqué dans une certaine région d'une ombre plus ou moins volumineuse à contour arrondi et très net, « comme tracé au compas (Béclère) ». Il s'agit le plus souvent alors d'un *kyste hydatique* ; mais des tumeurs de tout autre nature peuvent donner ce même aspect et c'est avec l'aide des autres signes cliniques qu'on tranchera, là comme partout ailleurs, la question de nature de la lésion observée à l'écran.

Voies urinaires. — L'exploration des *voies urinaires*, qui a si largement bénéficié en ces dernières années de l'emploi de nouveaux modes d'investigation clinique, urétroscopie, cystoscopie, séparation des urines, cathétérisme des uretères, peut également mettre à grand profit l'examen radiologique. C'est la radiographie dans le *décubitus dorsal* qui est le procédé le plus généralement employé.

Vessie. — L'exploration radiologique de la *vessie* comporte une *technique* un peu spéciale. « Il faut avant chaque épreuve veiller à l'évacuation de l'intestin, de la vessie » (Grashey et Nogier). On placera le malade dans le *décubitus dorsal* ; une plaque de grandeur convenable sera introduite assez bas sous les fesses, car dans le but d'éliminer autant que possible les ombres gênantes du sacrum et du coccyx, on devra faire tomber obliquement le faisceau de rayons sur la plaque. Il suffira de placer l'ampoule dans le plan médian du corps, non pas au-dessus de la vessie, mais plus haut vers la tête du sujet. On augmentera beaucoup les contrastes en insufflant dans la vessie de l'oxygène (Wittek) ; mais ce gonflement doit être fait avec beaucoup de précautions.

Ce procédé d'exploration permet de déceler la présence intra-vésicale de *corps étrangers* tels que bouts de sonde, épingles, etc., ou de *calculs*. La recherche de ceux-ci réussit la plupart du temps sans difficulté, car ils sont déjà généralement assez gros lorsqu'ils occasionnent des douleurs vésicales (Grashey et Nogier). Ils sont ordinairement composés de phosphate ammoniaco-magnésien, d'oxalate ou de carbonate de chaux. Les calculs d'acide urique pur ne se révèlent pas sur la plaque, à cause de leur grande transparence.

Lorsqu'on aura découvert un calcul vésical, il faudra explorer les uretères et les reins, afin d'y rechercher s'il n'y existe pas non plus de calculs.

Uretères. — L'exploration des *uretères* peut se faire séparément sur deux épreuves différentes ou bien ensemble sur une même plaque. Cette dernière manière de faire paraît préférable, car, outre qu'elle soit plus expéditive, elle permet la comparaison des deux régions lombaires : de plus, comme les uretères se profilent tout près de la colonne vertébrale, on doit, dans tous les cas, donner à l'ampoule une position médiane. La plaque doit être assez grande et l'ampoule assez haute pour permettre d'avoir sur une même épreuve la projection du bassin et des régions lombaires. Le malade sera couché le dos sur la plaque. On aura soin de lui faire fléchir les cuisses sur le bassin (en lui faisant reposer les jambes sur une chaise posée sur la table). On emploiera avec avantage le cylindre-compresseur qui, en même temps qu'il diminue grandement l'épaisseur des parties molles, immobilise parfaitement le malade et ses organes abdominaux.

« Les *calculs* de l'uretère de la grosseur d'une lentille sont visibles » (Grashey et Nogier) sur une bonne épreuve radiographique. Mais nombreuses sont les causes d'erreur, si l'on n'est pas averti ; aussi sera-t-il bon d'être très circonspect dans l'interprétation d'une épreuve montrant un corps étranger dans la région des uretères, si l'on n'a pas pris toutes les précautions possibles pour éviter ces causes d'erreur. Ainsi devra-t-on purger le malade avant de le radiographier ; il peut être utile également de faire plusieurs épreuves radiographiques en même position ou dans des positions différentes, de faire des épreuves stéréoscopiques, etc. Enfin, si l'on avait encore des doutes, il deviendrait nécessaire de faire le cathétérisme des uretères avec des sondes opaques aux rayons X, avant de prendre l'épreuve radiographique. L'extrémité de la sonde doit arriver au contact du calcul, si celui-ci siège bien dans l'uretère. D'ailleurs, ce procédé de radiographie des uretères après cathétérisme peut rendre des services lorsqu'il s'agit de déterminer la position, la direction de ceux-ci.

Reins. — L'exploration radiologique des *reins*, avec l'instrumentation transportable que nous avons décrite dans la première partie de cet ouvrage, ne peut être abordée ici qu'au point de vue de la recherche des *calculs*. Les contours des reins apparaissent, en effet, dans certaines conditions qui nécessitent l'emploi d'un appareillage beaucoup plus puissant que celui dont nous avons parlé et capable de fournir des détails dans les parties molles sur les épreuves prises en période d'apnée complète (1). Ces conditions et bien d'autres encore qui, lorsqu'elles sont réalisées, permettent de juger des déplacements anormaux des reins, de leur direction, de leur déformation, de leurs dimensions, ne sont malheureusement réalisables qu'au cabinet du médecin radiologiste. Ce n'est d'ailleurs que dans ces conditions, qui constituent le procédé nommé **radiographie rapide**, que l'on pourra être renseigné sur les dimensions (approximatives encore) d'un calcul rénal. En radiographie lente, en effet, les mouvements du diaphragme déplaçant continuellement les reins, l'ombre du calcul qu'on obtiendra sera diminuée d'in-

(1) Voir les magnifiques épreuves, montrant avec une très grande netteté les reins et les uretères, qu'ont publiées MM. O. Pasteau et J. Belot dans *Paris Chirurgical* (février 1910), sur : *La valeur de la radiographie pour le diagnostic des affections rénales.*

tensité, mais augmentée d'étendue. Il est vrai que ces dimensions ont peu d'importance et que la confirmation de l'existence d'un calcul du rein est déjà chose importante.

La *technique* est simple : on fait ordinairement une épreuve pour chaque rein ; le malade est dans le *décubitus dorsal*. Là encore, on emploiera avec avantage le cylindre-compresseur qui immobilise en partie le rein exploré. Comme pour la vessie et l'uretère, on aura préalablement purgé le malade. Enfin, dans les cas de doute, il sera bon de recommencer les épreuves après un certain temps.

En somme, c'est surtout dans la lithiase que l'exploration radiologique des voies urinaires avec l'appareillage transportable rend de grands services.

TROISIÈME PARTIE

LA RADIOTHÉRAPIE AU DOMICILE DES MALADES

Dans cette troisième partie, qui sera très courte, nous exposerons, en un premier chapitre, les *notions générales* qu'il est indispensable de connaître pour l'emploi des rayons Röntgen dans un but thérapeutique. Puis, dans un second chapitre, nous dirons quelle est l'*action des rayons X* en biologie, action qui explique la diversité des états pathologiques dans lesquels on est en droit d'attendre un résultat favorable de leur emploi judicieux. Nous terminerons ce chapitre en passant rapidement en revue les *affections justiciables de la radiothérapie*.

CHAPITRE PREMIER

GÉNÉRALITÉS ET TECHNIQUE

Dosage. — Si l'on veut retirer de l'emploi thérapeutique des rayons de Röntgen tout le bien qu'on est en droit d'en attendre, si l'on veut surtout se mettre en garde contre les *accidents*, parfois d'une extrême gravité, que leur emploi inconsidéré ne manquerait pas de déterminer, il est de toute nécessité, pour le médecin radiothérapeute, de pouvoir mesurer les *doses* de rayonnement qu'il fait agir sur une partie quelconque des téguments de son malade, ou à travers ces téguments, sur une lésion située plus profondément.

Nulle ou bienfaisante à certaines doses, l'action des rayons X peut au contraire, comme d'ailleurs la plupart des autres agents thérapeutiques, être nuisible à des doses plus considérables.

Nous avons déjà vu dans la première partie de cet ouvrage que, pour mesurer la quantité de rayons reçue par unité de surface, dans un temps donné, à une distance quelconque de l'anticathode, on utilise le réactif de Sabouraud-Noiré ou pastille au platino-cyanure de baryum. En effet, la teinte de cette pastille, verte, très claire, avant toute irradiation vire au jaune serin, au jaune brun, puis au brun et brun foncé à mesure que son exposition aux rayons se prolonge.

Il suffisait donc d'établir une teinte-étalon et d'admettre qu'elle correspondait à un nombre fixe d'unités de quantité, pour permettre le dosage en radiologie. Pour faciliter la comparaison de la pastille avec la teinte-étalon, MM. Sabouraud et Noiré ont arrêté une teinte tranchant nettement sur celle d'une pastille non virée qu'ils ont admis correspondre à une dose de 20 unités H ou unités de Holzknecht, après comparaison avec le quantitomètre précédemment décrit par cet auteur (1).

Comment utilise-t-on en pratique cette méthode de dosage? Disons d'abord qu'on ne dose pas le rayonnement qu'on emploie à chacune des applications qu'on est appelé à en faire. Ce procédé, en soi excellent, est presque impossible avec le radiomètre Sabouraud-Noiré, car le plus souvent on ne dépasse pas les doses de 3 H en une seule séance ; de plus, cette manière de faire n'est pas nécessaire, si l'on a soin de bien déterminer à chaque séance les conditions d'application des rayons X. Donc, en pratique, on recherche de temps à autre, au moyen de la pastille, en combien de temps, avec un appareillage donné, marchant dans des conditions déterminées, un élément, situé à une distance connue de l'anticathode, reçoit une dose de 1 H. En multipliant ce temps par deux ou trois, on pourra donc savoir le temps d'irradiation nécessaire pour faire absorber à cet élément 2 H ou 3 H.

Pour fixer les idées, disons qu'avec l'appareillage

(1) Le platino-cyanure de baryum du réactif de Sabouraud-Noiré est moins sensible à l'action du rayon X que le réactif du quantitomètre de Holzknecht. Aussi, pour faciliter les comparaisons de teintes, est-on obligé de faire absorber à la pastille des doses de rayonnement relativement élevées. On verra par la suite au moyen de quel artifice on peut cependant utiliser pour les doses faibles le réactif de Sabouraud-Noiré. — Tout récemment, Holzknecht a imaginé une échelle pour ce réactif.

décrit, c'est-à-dire avec l'ampoule Chabaud, le transformateur transportable de Drault (30 centimètres d'étincelle), muni de son interrupteur moto-magnétique tournant au maximum de vitesse, lorsqu'il passe 8/10 de milliampère à 1 milliampère dans l'ampoule fournissant des rayons 6 à 7 Benoit, il faut environ 10 minutes pour voir virer la pastille à la teinte étalon ; ce qui signifie que la pastille, située à 9 centimètres de l'anticathode, a reçu 20 H en 10 minutes ; la région située à l'extrémité du localisateur, c'est-à-dire à une distance double de l'anticathode aurait donc reçu dans le même temps 5 H (1), soit 1 H en 2 minutes. Il faudra, par conséquent, 6 minutes pour donner en cette région une dose de 3 H, dose maxima compatible avec l'intégrité du tégument.

Localisation. — Chaque fois qu'on se proposera, en traitant une lésion de surface, de ménager les éléments sains de la peau qui peuvent encore s'y rencontrer, chaque fois qu'on devra traiter une lésion profonde à travers une peau saine, qu'on ne voudra pas voir réagir, il sera bon de ne pas dépasser cette dose de 3 H.

Mais dans les cas d'ulcération, de néoplasme bourgeonnant ulcéré, par exemple, on pourra donner des doses supérieures ; c'est dans ces cas surtout qu'on devra parfaitement *localiser* l'irradiation à la région ulcérée, c'est-à-dire protéger les tissus sains avoisinants contre tout rayonnement. Disons d'ailleurs que la plupart du temps, on se trouvera bien de localiser le plus possible l'action des rayons, même lors de l'emploi de faibles doses.

(1) C'est-à-dire une dose *quatre* fois moindre, l'intensité étant inversement proportionnelle au *carré* de la distance.

On protège les tissus sains du malade, comme d'ailleurs ceux de l'opérateur, au moyen des localisateurs. Les localisateurs d'action des rayons X comprennent d'abord les cupules protectrices, mais plus spécialement les cylindres de verre au plomb de différents diamètres qui viennent s'ajuster sous l'anneau-support. Ces localisateurs proprement dits, de formes circulaires, ne circonscrivent bien que les lésions de même forme et même diamètre ; ces lésions parfaitement circulaires sont rares, et la série des six localisateurs décrits ne comporte que six diamètres différents. On est donc obligé la plupart du temps de parfaire la localisation au moyen de caches en tissus spéciaux, opaques aux rayons X, qu'on découpe de façon convenable. Le caoutchouc aux sels de plomb et de baryte se prête parfaitement à cet emploi. On évitera d'employer des lames de métal nues (tel que le plomb), à cause de l'important rayonnement secondaire peu pénétrant, que donnent la plupart des métaux traversés par les rayons.

Lorsqu'on aura à traiter une large surface ulcérée, surtout dans les cas d'ulcération se propageant par les bords et qu'on aura lieu de prévoir un assez grand nombre d'irradiations successives, il sera parfois nécessaire, pour obtenir une cicatrisation complète, de protéger, au moyen d'un cache approprié, la partie centrale de l'ulcération et de ne traiter que les bords. On diminuera peu à peu les dimensions du cache au fur et à mesure que la cicatrisation progressera de la périphérie vers le centre.

Filtrage. — Lorsqu'il s'agit de lésions profondes, même simplement sous-cutanées, la grosse difficulté est de faire absorber aux éléments pathologiques des doses suffisantes pour en assurer la destruction, tout en respectant l'intégrité du tégument sus-jacent.

Lorsqu'on étudie, en effet, les lois de l'absorption d'un rayonnement X, tel qu'il sort d'une ampoule en activité, par les différentes couches de tissu de la région irradiée, on voit que les doses absorbées par les premières couches sont considérables comparativement à celles absorbées par les couches profondes. Le coefficient d'absorption des différents tissus constituant les parties molles est cependant, à peu de chose près, le même (Guilleminot). Mais ce coefficient d'absorption, comme l'indice de réfraction en optique, est variable suivant les rayons considérés ; or, voici ce qui se passe : de l'ampoule en marche sort un rayonnement complexe, hétérogène, c'est-à-dire comprenant des rayons de pénétrations les plus différentes. Lors donc qu'on irradie une région avec ce rayonnement, la matière plasmique des premières couches de tissus traversées, ayant un grand coefficient d'absorption par les rayons de faible pénétration, absorbent ces rayons et ne transmettent plus aux couches suivantes qu'un rayonnement débarrassé de ces rayons peu pénétrants, filtré pour ainsi dire, plus homogène, par conséquent. Mais la matière plasmique des couches suivantes, ayant un coefficient d'absorption faible pour les rayons de grande pénétration, n'absorbe plus alors que des doses très faibles. Or, seules les doses absorbées sont efficaces.

Pour faire absorber cependant en profondeur des doses suffisantes, plusieurs moyens sont employés. On peut tout d'abord relever le degré de pénétration moyen du rayonnement employé en laissant durcir l'ampoule. Il est bien évident qu'alors le rayonnement étant composé de rayons pénétrants plus nombreux, les intensités transmises de couches en couches seront plus élevées, par conséquent aussi les doses absorbées.

Cette manière de faire donne déjà quelques résultats, mais ne diminue cependant pas assez la grande différence qui existe entre les doses absorbées par les couches superficielles et celles absorbées par les couches profondes; aussi la complète-t-on par le procédé du *filtrage*.

Vis-à-vis des couches profondes, les couches superficielles jouent, nous l'avons vu, le rôle de véritables filtres. Elles débarrassent, en effet, le rayonnement total de ses rayons les moins pénétrants ; or, l'idée est venue à certains radiologistes de remplacer ces espèces de filtres naturels par des filtres artificiels. Aussi emploie-t-on actuellement des filtres d'aluminium d'épaisseur croissante de 0.1 de millimètre à 5 millimètres et plus. Guilleminot a montré que le coefficient d'absorption millimétrique de l'aluminium est à peu près égal au coefficient d'absorption centimétrique d'un tissu moyen qui aurait 1.02 de densité, c'est-à-dire que 1 centimètre de ce tissu et 1 millimètre d'aluminium absorberaient à peu près la même quantité de rayonnement quand ils sont traversés par un faisceau n° 4-5 Benoît.

L'emploi des filtres permet de faire absorber aux couches profondes des doses plus grandes, mais les couches superficielles absorbant encore une grande quantité de rayons, il est utile de pouvoir mesurer les doses, afin de ne pas dépasser pour les téguments sains la dose critique de 3 H. Or, Guilleminot a établi des tableaux qui permettent d'effectuer très facilement ces mesures. Il suffit, en effet, de connaître la fraction du rayonnement initial d'un degré de pénétration connu transmise par le filtre employé. Supposons, en effet, qu'on filtre un rayonnement 4-5 Benoît avec une lame d'aluminium de 1 millimètre d'épaisseur. Si nous consultons les tableaux de Guilleminot, nous voyons qu'un tel filtre laisse passer 50 pour 100 de l'intensité d'un tel rayonnement. Si donc nous obtenons l'H en 2 minutes avec ce rayonnement non filtré, nous obtiendrons l'H en 4 minutes après le filtrage (1).

Nous reproduisons ci-dessous la partie intéressante des tableaux de Guilleminot pour les filtres les plus communément employés ; nous y avons noté les **fractions des rayonnements initiaux, transmises après filtrage :**

Degré du rayonnement initial en n° Benoît.	3-4	4 fort	4-5	5	6	7-8
	—	—	—	—	—	—
	0/0	0/0	0/0	0/0	0/0	0/0
Filtre 0 m/m, 1 d'épaisseur	90,4	91.4	92.4	93,4	94,3	95,2
— 0,2 —	81,9	83,8	85,6	87,4	89,1	90,8
— 0,5 —	61,6	65,3	69	73,5	76	79
— 1 m/m —	40	45	50	55	60	65
— 3 —	10,8	14,9	19,4	24,5	30,1	36,3

Pour déterminer le choix de l'épaisseur de filtre optima, on s'inspirera de la profondeur de la lésion à

(1) Cette manière de procéder est suffisante dans la pratique courante, bien qu'elle ne soit pas exacte dans tous les cas. Elle l'est seulement pour le rayonnement n° 4-5 Benoît. Le coefficient d'absorption du platino-cyanure de baryum de la pastille Sabouraud-Noiré n'est pas, en effet, une chose fixe : il varie avec le degré de pénétration des rayons qui l'affectent ; ce qui fait que les effets biologiques correspondant à des doses égales d'H, mais obtenus avec des rayonnements de pénétration différente, peuvent être dissemblables. Nous devons dire que le sens de l'erreur commise, lors de l'emploi du procédé de dosage indiqué, avec des rayonnements de degré radiochromométrique supérieur à 5 Benoît, est telle qu'on reste toujours au-dessous des doses nocives pour les téguments sains.

traiter, du degré de dureté de l'ampoule dont on dispose et de la puissance de l'appareillage qu'on utilise. Dans beaucoup de cas, on obtiendra un rayonnement émergent d'égale valeur au point de vue absorbabilité avec des filtres et des rayonnements incidents différents ; seuls les temps de poses seront raccourcis ou allongés. C'est par la pratique, d'ailleurs, qu'on arrive à déterminer exactement le meilleur choix avec l'appareillage dont on dispose.

Procédé des « feux croisés » ou portes d'entrées multiples. — Mais, même avec l'emploi de ce précieux procédé qu'est le filtrage, il arrive souvent qu'on ne peut pas faire absorber aux éléments profonds qu'on se propose d'atteindre des doses suffisantes pour les voir réagir et disparaître. On peut alors utiliser le procédé des **feux croisés** ou des **portes d'entrées multiples**. Comme son nom l'indique assez clairement, ce procédé consiste à diriger, dans les irradiations successives, le faisceau de rayons toujours sur le même organe profond, mais à travers des portions de tégument différentes. Les doses s'additionnent au niveau de l'organe traité, mais non au niveau de la peau, puisque d'une irradiation à l'autre, les régions tégumentaires irradiées ont varié.

Ces régions de la peau successivement irradiées doivent être exactement localisées, au moyen de caches en tissu imperméable aux rayons X, ou même au moyen des cylindres localisateurs en verre au plomb.

C'est ainsi qu'on peut faire absorber des doses considérables de rayonnement à la *rate* très *hypertrophiée* dans la leucémie myeloïde, sans que la peau de la région ne présente aucune réaction, si ce n'est assez fréquemment un degré plus ou moins marqué de pigmentation. (Il va sans dire qu'on doit toujours filtrer le rayonnement employé.) Toute la surface du tégument en contact avec la rate est divisée en petits carrés qu'on traite successivement en protégeant très soigneusement les autres (surtout les limites de chacun d'eux, car il ne faut pas que les carrés d'irradiation empiètent, même légèrement, les uns sur les autres). Le rayonnement de Röntgen étant conique, il s'ensuit que, au-dessous de la peau, les irradiations successives empiètent les unes sur les autres et doublent ou quadruplent les doses au même point. On voit alors rapidement régresser des rates, que les irradiations simples ne pouvaient faire diminuer de volume.

Les *tumeurs de l'hypophyse*, très profondément situées et surtout très protégées par l'enveloppe osseuse du crâne, bénéficient aussi beaucoup de ce procédé : « Une coupe horizontale du crâne, à la hauteur des apophyses clinoïdes, montre, en effet, que le contour extérieur de la région frontale et des deux régions temporales figure approximativement une demi-circonférence dont le centre se confond avec celui de la selle turcique. D'autre part, sur une coupe verticale et antéro-postérieure du crâne, le contour extérieur de la région frontale figure aussi, mais avec moins d'exactitude, le quart d'une circonférence dont le centre se confond encore avec le centre de la selle turcique. Ainsi, toute la surface extérieure du crâne, formée par le frontal, le tiers antérieur des pariétaux, la portion écailleuse des temporaux et une petite partie des grandes ailes du sphenoïde, représente à peu près un quart de sphère ayant pour centre l'hypophyse. On peut alors subdiviser la surface correspondante du tégument en un certain nombre de circonscriptions, qui seront successivement irradiées sous une incidence convenable, sans dépasser, pour chaque circonscription, la dose maxima compatible avec l'intégrité de la peau. » (Jaugeas). La dose reçue par l'hypophyse de tous les rayonnements entrés par des portes diverses, mais se croisant tous à son niveau, se trouve donc multipliée par le nombre des surfaces irradiées au cours d'une même séance.

La radiothérapie de la *moelle épinière* s'inspire encore de cet ingénieux procédé. Voici, d'après son rapport au IIIe Congrès de physiothérapie, la technique de Beaujard : « A l'aide d'une feuille de plomb (du caoutchouc au plomb et à la baryte serait préférable à notre avis) percée d'une fente rectangulaire de 4 centimètres de large sur 25 centimètres de long, nous exposons successivement les gouttières droite et gauche. Les rayons traversent ainsi des régions différentes de la peau pour arriver au même point (feux croisés) ; de plus, ils traversent perpendiculairement les lames vertébrales, obstacles moins épais que les apophyses épineuses qu'ils ont à franchir dans l'irradiation médiane. »

CHAPITRE II

ACTION DES RAYONS DE RONTGEN ET SENSIBILITÉ DES DIVERSES CELLULES VIVANTES VIS-A-VIS DE CES RAYONS.

AFFECTIONS JUSTICIABLES DE LEUR EMPLOI

§ I. — Action des rayons X sur la cellule vivante, les tissus normaux et pathologiques.

Lorsque, dans les ouvrages spéciaux, on parcourt la liste des affections justiciables de la radiothérapie, on est frappé de voir combien celles-ci sont différentes, et ne semblent avoir entre elles aucun lien qui permette de leur appliquer le même agent thérapeutique. C'est ainsi qu'à côté d'une affection comme la teigne, on voit mentionné la leucémie myéloïde, les epithélionas cutanés, les sarcomes profonds. Ces rapprochements, qui dès l'abord paraissent quelque peu incompréhensibles, cessent cependant d'étonner le lecteur dès que celui-ci connaît l'*action*, l'unique action, pourrait-on dire, des rayons de Röntgen.

En effet, jusqu'ici une seule action des rayon X a été bien mise en évidence : c'est l'*action destructrice* des éléments cellulaires de nouvelle formation ; l'action des rayons X est en effet élective ; laissant parfaitement intacts — du moins dans certaines conditions de doses — les éléments cellulaires dont l'évolution morphologique et fonctionnelle est définitivement fixée, les rayons de Röntgen détruisent irrémédiablement les *éléments jeunes* ou *en voie de division caryokinétique*. Cette action spécifique des rayons X, bien établie par MM. Bergonié et Tribondeau, est générale et s'observe aussi bien en biologie végétale qu'en biologie animale.

Il n'est donc plus étonnant de voir les rayons X posséder une action destructrice très nette vis-à-vis du revêtement cutané de la *peau*, qui possède une couche profonde de cellules en voie de division caryokinétique perpétuelle, des *phanères*, production d'une couche analogue, des *glandes* de toutes sortes, depuis les plus petites (glandes sudoripores) jusqu'aux plus volumineuses (glandes mammaires), des *éléments blancs du sang* et de la *lymphe :* partout où des éléments cellulaires se divisent par caryokinèse, l'action des rayons X se montre la même si les doses absorbées par ces éléments sont les mêmes. Aussi l'emploi des rayons X ne se borne-t-il pas à la destruction, dans un but thérapeutique, des seuls éléments cellulaires normaux en voie de division caryokinétique, mais encore et surtout à la destruction de toutes les cellules en voie de division exagérée et anormale qui constituent les *néoplasies* bénignes ou malignes.

On a parlé à différentes reprises d'une *action excitante* que posséderaient à certaines doses les rayons X vis-à-vis des éléments cellulaires ; de même on a parlé de « coup de fouet » que donnerait la radiothérapie à l'évolution de certains néoplasmes ; à l'heure actuelle, cette action n'est rien moins que prouvée et jamais, pour notre part, nous n'avons constaté de coup de fouet donné par les rayons X au développement des nombreux néoplasmes que nous avons vu traiter ou traités nous-même au laboratoire du docteur Béclère, à l'hôpital Saint-Antoine. On a vu encore la preuve de cette action excitante dans les cas de cancer de Röntgen. Or, nous ne croyons pas que l'on doive accepter cette manière de voir. D'après ce que l'on sait du cancer, de son apparition fréquente sur les cicatrices d'anciennes brûlures, d'anciens ulcères, d'anciens lupus, etc., on ne devra pas s'étonner de voir le cancer apparaître sur les cicatrices de radiodermites chroniques. Dire que les rayons ont créé la néoplasie, et surtout en tirer la preuve de l'action excitante des rayons X, c'est, à notre avis, s'avancer beaucoup.

§ 2. — Sensibilité des diverses cellules vivantes vis-à-vis des rayons de Röntgen.

Avant de parler encore des affections justiciables de la radiothérapie, nous devons dire un mot de la *sensibilité des diverses cellules vivantes aux rayons X*.

Chaque fois que l'on se propose de traiter une lésion profonde, même simplement sous-cutanée (ganglions enflammés, sarcomes, etc.), il est de toute nécessité de ne pas faire absorber aux éléments sains de la peau qui la recouvre des doses de rayonnements supérieures à celles compatibles avec leur intégrité. Or à cause de la loi spéciale d'absorption du faisceau de rayons émis par l'ampoule et malgré le filtrage et le relèvement du degré radiochromométrique moyen du rayonnement employé, les premières couches de tissu de la région X irradiée absorbent des doses de rayons toujours considérables comparativement aux doses absorbées par les couches presque immédiatement sous-jacentes et nous n'aurions que de bien maigres résultats en profondeur, si la « *fragilité röntgenienne* » était partout la même. Heureusement « les divers éléments cellulaires de l'organisme normal sont très inégalement sensibles à l'action des rayons de Röntgen : la dose mortelle pour certains d'entre eux n'est qu'une minime fraction de la dose tolérable pour d'autres » (Béclère). C'est ainsi que les cellules blanches des organes hématopoiëtiques et les cellules glandulaires sont parmi les plus sensibles, plus sensibles en tous cas que les éléments de la couche de Malpighi. De plus les tissus pathologiques sont en général plus sensibles aux rayons X que les tissus sains et les éléments cellulaires néoplasiques, inflammatoires ou cancéreux, ont une fragilité plus grande vis-à-vis de ces rayons que les éléments sensibles de la peau. Certains même ont une sensibilité telle que les moindres doses de rayons les détruisent rapidement ; les éléments du sarcome sont de ce nombre.

§ 3. — Affections justiciables de la radiothérapie.

Après ce que nous venons de dire, il va nous être facile de faire comprendre pourquoi tant d'affections diverses bénéficient du même traitement par les rayons X.

Maladies de peau. — Il est d'abord toute une série d'affections dans lesquelles les rayons X (ainsi d'ailleurs que par les rayons ultra-violets) donnent de si encourageants résultats, que la radiothérapie peut être considérée comme le traitement de choix : nous voulons parler des *maladies de peau*. Les rayons X agissent ici comme agent de *décapage*, ou comme agent de *modification* des premières couches de la peau et, dans toutes les affections où ces indications se posent, on retire grand bénéfice de leur emploi. C'est ainsi qu'ils peuvent déterminer la guérison d'*eczémas chroniques*, de *psoriasis*, que les meilleurs traitements médicaux ou l'effluvation statique ou de haute fréquence n'étaient pas parvenus à modifier. Le *prurit* non eczémateux, le *prurigo* de Hébra paraissent aussi justiciables de cette thérapeutique.

Dans les diverses *tuberculoses de la peau*, lupus érythémateux, lupus vulgaire, tuberculose verruqueuse, l'ulcère tuberculeux, les gommes scrofuleuses, on se trouvera bien de l'emploi des rayons X. Mais on doit savoir que le traitement est long. Dans le lupus vulgaire à grands placards surélevés, nous avons vu employer et employé nous-même avec avantage le procédé mixte préconisé par MM. Belot et Jaugeas, qui consiste à couvrir de fines scarifications le placard lupique avant de le traiter. De même, vers la fin du traitement, on devra attaquer avec une fine pointe de galvano-cautère les nodules lupiques qui pourraient rester dans la cicatrice. La guérison obtenue par ce procédé est relativement bonne au point de vue esthétique ; la cicatrice n'est point rétractile.

Les affections du tégument localisées surtout aux annexes de la peau, glandes pilo-sébacées ou sudoripares, phanères, sont encore heureusement modifiées par la radiothérapie. Les *teignes* ou *trichophyties* en particulier sont très rapidement guéries et aujourd'hui sont fermées les salles où les petits teigneux, rebelles à tout traitement, attendaient de l'éclosion de la puberté la guérison naturelle de leur maladie. Une seule irradiation, convenablement dosée, suffit sur chaque plaque pour faire tomber tous les cheveux malades, bientôt remplacés par des cheveux sains exempts de parasites. Cependant, la radiothérapie n'agit nullement en détruisant les spores qui sont la cause de la maladie, mais « en détruisant les cellules du revêtement epithélial de la papille pilaire, en supprimant sa continuité avec le cheveu malade et en faisant de ce dernier un véritable corps étranger éliminé avec les parasites qu'il contient. » (Béclère.) Cette épilation au moyen des rayons permet alors de faire facilement disparaître de la surface atteinte du cuir chevelu toute trace de parasite, et le cheveu nouveau poussant ensuite (environ une vingtaine de jours après) n'est plus contaminé. Le *sycosis* relève de la même thérapeutique.

Dans presque toutes les formes d'*acné*, les rayons X donnent de bons résultats, notamment dans la couperose, l'acné ponctuée, le rhinophyma, affections si désagréables au point de vue esthétique. Enfin, l'action atrophiante élective de ces rayons sur les cellules glandulaires a été mise à profit pour combattre l'*hyperhydrose* axillaire, palmaire et plantaire.

Hyperplasies inflammatoires. — Une seconde série d'affections qui bénéficient largement de la thérapeutique par les rayons X est celle où l'élément hyperplasique inflammatoire prédomine C'est ainsi que la plupart des hypertrophies ganglionnaires, les *adénopathies*, sont guéries ou grandement améliorées par l'application judicieuse des rayons X, même lorsqu'elles ont un siège aussi profond que les ganglions du médiastin. Les adénopathies inflammatoires, en dehors de celles dues au bacille de Koch, régressent ordinairement très vite ; les adénopathies tuberculeuses, au contraire, sont la plupart du temps bien plus longues à faire disparaître. La radiothérapie dans ces adénopathies acquiert presque, de ce fait, la valeur d'une épreuve diagnostique. Les adénopathies cancéreuses régressent ordinairement bien.

Les *goîtres* cancéreux ou non sont également justiciables de la radiothérapie et, appliqué au traitement du corps thyroïde hypertrophié et en état de suractivité fonctionnelle chez les malades qui présentent le syndrome de Basedow, ce nouveau procédé thérapeutique donne le plus souvent des résultats favorables. D'après une statistique récente de Schwartz (de Vienne), les symptômes nerveux ont été améliorés dans tous les cas sans exception, la tachycardie dans presque tous, l'amaigrissement dans les deux tiers, l'exophtalmie dans la moitié et le goître dans les 1/5 des cas. Aussi, est-on amené à considérer aujourd'hui la radiothérapie comme le traitement de choix de l'hyperthyroïdie.

Depuis quelques années, on a appliqué, avec succès, dans beaucoup de cas, la radiothérapie au traitement de l'*hypertrophie de la prostate*. Il est très probable que les bons résultats se feront plus nombreux, à mesure qu'on soumettra systématiquement à ce traitement toutes les hypertrophies de la prostate.

Tumeurs. — De même que les hyperplasies simples régressent le plus souvent sous l'influence des rayons X, de même les *hyperplasies néoplasiques* sont la plupart du temps arrêtées dans leur développement, puis détruites par ce nouvel agent thérapeutique. Mais ici, à notre avis, la radiothérapie seule n'est plus dans tous les cas le traitement de choix. Les néoplasmes, en effet, surtout si leur évolution est quelque peu rapide, constituent des affections suffisamment graves, lorsqu'ils se généralisent, pour qu'on utilise, dès que le diagnostic en est fait, les grands moyens thérapeutiques, c'est-à-dire l'extirpation chirurgicale. Mais, d'un autre côté, l'opération est loin de constituer à elle seule un procédé de traitement du cancer suffisant; elle doit être aidée et pour ainsi dire achevée par la radiothérapie qui, appliquée judicieusement et suffisamment tôt, empêche le plus souvent les récidives. Il est évident, cependant, qu'une métastase du foie, du poumon ou de tout autre organe interne, s'étant produite avant l'intervention, évoluera très probablement après elle; car le traitement radiothérapique ne peut être assez tôt dirigé sur ces points de métastase qui ne se révèlent ordinairement que trop tard. En tout cas, lors d'un traitement par les rayons X après opération, on ne devra pas se borner à irradier seulement la plaie et quelques points avoisinants, mais aussi et surtout tous les ganglions tributaires de la région du néoplasme. Ce traitement doit être entrepris aussitôt que possible, avant même l'intervention, si celle-ci est différée. Enfin, si ce traitement ayant été négligé, une récidive s'est produite dans la plaie ou dans les ganglions, on obtiendra de la radiothérapie des résultats satisfaisants, sans qu'il soit le plus souvent nécessaire d'intervenir une seconde fois.

On peut donc dire que *l'extirpation suivie de la radiothérapie constitue, à l'heure actuelle* et de l'avis des gens les plus autorisés, *le plus sûr traitement du cancer.*

Bien entendu, nous avons principalement en vue ici les tumeurs à développement rapide et à généralisation précoce. Il est évident que devant une tumeur très superficielle, à marche très lente, n'ayant aucun retentissement ganglionnaire, on sera en droit de temporiser et de préférer le traitement non sanglant par les rayons X.

« De plus, pour les épithéliomas de la peau qui n'ont pas dépassé le derme, spécialement pour ceux de la face, il est permis de préférer la radiothérapie, en raison de l'excellence de ses résultats esthétiques » (Béclère).

Les **tumeurs de la peau**, depuis les plus bénignes, telles que les simples productions cornées — cors ou durillons — et les petits papillomes que sont les verrues, jusqu'aux plus malignes, tels que les mélanomes, constituent, surtout si elles n'ont pas encore envahi les couches profondes, les cas les plus favorables pour le traitement. La radiothérapie guérit très souvent sans récidive les épithéliomas superficiels (cancroïdes); les épithéliomas du type spino-cellulaire (épithéliomas perlés) sont ordinairement plus rebelles que ceux du type baso-cellulaire et l'on se trouve bien d'employer alors la curette pour enlever les grosses perles épidermiques qu'on voit souvent sur les bords de l'ulcération.

Dans les *anigomes* cutanés ou sous-cutanés, plans ou érectiles, les résultats peuvent être excellents si la technique est bien étudiée. Il faut, en effet, employer un rayonnement d'un degré de pénétration bien déterminée pour voir ceux-ci disparaître progressivement. Les *chéloïdes* survenues à la suite de brûlures, de coupures, etc., l'acné chéloïdienne, se flétrissent et disparaissent ordinairement assez rapidement sous l'influence du traitement. Les *sarcomes* du derme, mélaniques ou non, mais localisés, régressent aussi assez facilement. Le *mycosis fongoïde* est aussi une affection où les rayons X donnent des résultats rapides et parfaits en chaque point traité. Mais la grande diffusion des points atteints du tégument est souvent une cause d'échec. Enfin, signalons les heureux résultats rapportés dans le traitement par les rayons X dans le traitement de *l'éléphantiasis*

Les **tumeurs des muqueuses** sont justiciables au même titre que celles de la peau du traitement par les rayons de Röntgen. La leucokasie *buccale*, qui est souvent l'annonce d'un cancer, a été traitée avec succès par les rayons X (Haret). Mais une fois constituées, les tumeurs des muqueuses qui ont déjà, par elles-mêmes, beaucoup plus de gravité que les tumeurs de la peau, en acquièrent encore par ce fait qu'elles sont moins accessibles dans la plupart des cas que celles-ci. Aussi devra-t-on exiger l'excision chirurgicale d'un cancer opérable des lèvres, de la langue ou du rectum. La radiothérapie viendra par la suite parfaire autant que possible le résultat et diminuer les chances de récidive. C'est surtout dans le *cancer des lèvres* que nous avons vu le procédé donner les meilleurs résultats. Les *cancers du rectum*, et à plus forte raison ceux de l'œsophage et surtout de l'estomac, bénéficient beaucoup moins du traitement radiothérapique à cause de la difficulté de faire absorber aux éléments qui les constituent des doses suffisantes pour en amener la destruction certaine.

Dans les **tumeurs du sein**, les succès de la radiothérapie sont vraiment remarquables. « Dans toutes les formes : tumeurs au début se présentant sous forme d'une *nodosité mobile* sous la peau, ou tumeur plus avancée, avec *noyaux cutanés* et *ganglions* de voisinage ; *tumeur ulcérée* à forme d'ulcus rodens ou à forme hypertrophique ; *squirrhe ulcéré* des vieillards : noyaux cutanés ou sous-dermiques récidivant le long d'une cicatrice d'ablation antérieure : dans tous les cas, les succès ne se comptent plus » (Guilleminot). C'est ici surtout qu'on devra traiter les régions ganglionnaires correspondantes : le creux axillaire et surtout la région sus-calviculaire.

La compression du paquet vasculo-nerveux du bras par les ganglions hypertrophiés est la cause de ces œdèmes énormes des bras qui sont si douloureux ; on pourra dans certains cas les faire rapidement diminuer.

Dans la *maladie de Paget* (du sein), on peut avoir de bons résultats, si l'on a la chance de traiter la malade au début, au stade d'hyperkératose superficielle ; on devra, même en ce cas, irradier la totalité de la glande. Mais la radiothérapie ne sera qu'une sorte d'expectation arrivée (Brocq), et si l'on constate que l'infiltration fait du progrès, il ne faut pas hésiter à conseiller l'opération.

Les **tumeurs de la glande pituitaire ou hypophyse**, qui créent les syndrômes si différents d'*acromégalie*, de *gigantisme*, d'*infantilisme*, sont souvent suffisamment sensibles aux rayons X pour voir leur évolution d'abord s'arrêter, puis régresser sous l'influence des doses de rayonnement qu'on parvient à leur administrer par le procédé des « feux croisés » que nous avons indiqué plus haut, et l'on constate peu à peu un ensemble de signes qui permettent d'affirmer la diminution de volume de l'hypophyse, et son activité fonctionnelle (1).

Les **tumeurs de la moelle épinière**, la *gliomatose* de la moelle en particulier que traduisent les symptômes de la *syringomyélie*, sont également très justiciables de la radiothérapie. Dans cette dernière affection les résultats sont merveilleux, et si le malade est traité suffisamment au début, c'est une guérison complète qu'on obtiendra. Malheureusement, si déjà aux troubles de compression des éléments nerveux par la tumeur, sont venus s'ajouter aux troubles de destruction de ces mêmes éléments, la radiothérapie ne pourra enregistrer qu'une guérison partielle, mais déjà très appréciable.

Parmi les néoplasmes dérivés des éléments du feuillet moyen du blastoderme, nous devons citer en premier lieu les **sarcomes**, car leur hypersensibilité aux rayons X est telle que, d'après Béclère, l'épreuve

(1) Cf. Th. Jaugeas, Steinheil 1910.

radiothérapique permettrait presque à elle seule de faire le diagnostic différentiel. Les *lymphadénomes* sont également très sensibles dans la majorité des cas. Nous avons pu suivre particulièrement, dans le service du Dr Béclère, un cas d'ostéo-sarcome du maxillaire supérieur chez une fillette de 8 ans jugé inopérable et traité seulement par la radiothérapie où actuellement la tumeur a totalement disparu. Mais cette grande sensibilité permet d'atteindre les tumeurs à travers des épaisseurs de tissus considérables. C'est ainsi qu'on a pu noter des effets favorables des rayons X dans des cas de *sarcomes du médiastin*, de *lymphomes abdominaux* ; « on voit des tumeurs lymphatiques du médiastin accompagnées des gros symptômes de dyspnée, cyanose, disparaître en quelques applications ; on voit des tumeurs ganglionnaires chez les leucémiques disparaître non moins rapidement ; on voit des cas où il est assez difficile de dire si l'on a affaire à du lymphosarcome ou à du lymphadénome améliorés d'une façon remarquable » (Guilleminot). Jaugeas a présenté à la Société médicale de radiologie de Paris « un cas de tumeur de la trachée, au niveau de la bifurcation des bronches, que quelques séances de radiothérapie, appliquées sur les faces antérieure et postérieure du thorax, ont fait complètement disparaître, ainsi que l'a montré l'examen bronchoscopique. » Ce même auteur conclut d'ailleurs : « La radiothérapie doit être appliquée systématiquement sur les tumeurs de cette nature pour juger de son action possible. On doit adopter cette même ligne de conduite dans les cas de tumeurs profondes, et, en particulier, celles du médiastin, pour lesquelles d'ailleurs la radiothérapie trouve une indication nouvelle et plus impérative, en raison des difficultés de l'intervention chirurgicale. »

La radiothérapie, que le seul traitement des affections que nous venons de passer en revue rend déjà si intéressant, a cependant un autre titre de gloire plus important encore : ce sont ses effets remarquables dans le traitement des **leucémies,** affections heureusement rares, dont aucun agent thérapeutique n'avait pu jusqu'ici arrêter l'évolution fatale.

Leucémie. — La leucémie se rattache au groupe des tumeurs malignes, « non parce qu'elle a été appelée le cancer du sang, mais en raison des tumeurs ganglionnaires et des tumeurs spléniques qui manifestent son existence ; leur malignité n'est que trop prouvée par la terminaison presque toujours fatale de la maladie », avant l'emploi thérapeutique des rayons de Röntgen.

« Il est aujourd'hui hors de doute que la radiothérapie est le traitement spécifique des deux formes, *lymphatique* et *myéloïde,* de la leucémie. Pour faire disparaître chez un leucémique les grosses masses ganglionnaires du cou, des aisselles, des aines et même du médiastin, pour ramener à ses dimensions habituelles une rate démesurément hypertrophiée, pour abaisser au taux normal le nombre excessif des globules blancs et rétablir l'équilibre leucocytaire, pour augmenter consécutivement le nombre des globules rouges et leur richesse en hémoglobine, il n'est certainement pas d'agent plus puissant que les rayons de Röntgen » (Béclère). Ce qu'il y a de plus frappant dans le traitement aux rayons X des leucémiques splénomégaliques, c'est de voir des rates énormes emplissant plus de la moitié de la cavité abdominale, reprendre peu à peu leur dimension normale et disparaître sous le rebord des fausses côtes. L'état général est ordinairement le premier à se modifier favorablement. La diminution de volume de la rate et le retour à la normale de la formule leucocytaire marchent ordinairement de pair.

Pour terminer cette question de la radiothérapie du cancer, nous ne pouvons mieux faire que de citer textuellement les conclusions du rapport du Dr Béclère, au XXe congrès de l'Association française de chirurgie (octobre 1907), sur : *l'influence des rayons de Röntgen sur les tumeurs malignes.*

« Ainsi les rayons de Röntgen sont un agent de destruction élective des cellules néoplasiques, capable de détruire une à une les cellules morbides au milieu des cellules saines avoisinantes, sans léser ces dernières, et même à une certaine profondeur au-dessous de la peau normale qui les recouvre, sans nuire à l'intégrité de celle-ci.

« En dehors de l'exérèse, la radiothérapie est le plus grand progrès qui ait été jusqu'à présent réalisé dans le traitement des tumeurs malignes, et il est permis de dire qu'elle en constitue la médication spécifique, puisqu'elle produit des guérisons et réalise des améliorations dont n'est capable aucun autre agent connu, parfois même dans des cas où le chirurgien est désarmé.

« Malheureusement, son action toute locale est une action lente qui ne s'étend en profondeur que jusqu'à une limite déterminée très variable d'ailleurs, suivant la sensibilité des éléments irradiés (1).

(1) Nous pouvons ajouter maintenant : variable aussi suivant la technique employée.

« Encore inconnu dans sa nature, le cancer nous apparaît aujourd'hui, d'après les données de l'anatomie pathologique, comme une lésion primitivement locale, limitée à un agrégat de cellules qui se multiplient et se propagent à la manière de cellules parasites. On ne l'arrête dans sa marche, on ne prévient la récidive et la généralisation que s'il est possible de supprimer en totalité le foyer initial. **Diagnostic précoce, intervention précoce,** telle est, à bon droit, la formule de *la lutte contre le cancer*.

« Pour opérer cette suppression, on ne posséda pendant longtemps, en dehors des caustiques dont les applications sont assez limitées, qu'une seule arme efficace, le bistouri du chirurgien. A cette arme qui demeure toujours la principale ressource, il en faut aujourd'hui joindre une seconde, les rayons de Röntgen. Ni l'une ni l'autre de ces deux armes n'est toute-puissante, la portée de chacune d'elles a ses limites. Il ne faut donc pas les opposer l'une à l'autre, mais les employer l'une et l'autre, suivant les indications. La radiothérapie ne doit pas être considérée comme la rivale, mais comme l'auxiliaire de la chirurgie. Loin de restreindre le champ de l'intervention chirurgicale, elle est, au contraire, capable de l'étendre. On peut prévoir le jour où la radiothérapie fera fléchir la règle qui prescrit au chirurgien, en présence d'une tumeur maligne, d'en faire l'exérèse complète ou de s'abstenir, le jour où les rayons de Röntgen seront dirigés, aussitôt après l'ablation d'un néoplasme, sur toute la surface de la plaie opératoire, pour compléter l'œuvre du bistouri, quand il n'aura pu enlever tous les tissus morbides. Alors, sans réunir les lèvres de la plaie, on la remplira de gaze stérilisée et les irradiations seront continuées autant qu'il sera nécessaire. Quand cette méthode aura pris place dans la pratique courante, on peut prévoir aussi que, même dans les cas d'exérèse supposée complète, une courte irradiation du champ opératoire précédera immédiatement la réunion des lèvres de la plaie. »

Depuis quelque temps, on a appliqué les rayons X au traitement des troubles *de la ménopause* et des *fibromes utérins ;* c'est à l'atrophie glandulaire des ovaires, consécutive aux irradiations répétées, qu'on rattache surtout les bons effets obtenus dans ces cas. On avance en quelque sorte la ménopause, ou même on la crée artificiellement. Ce traitement des fibromes, qui a déjà donné des résultats fort encourageants, réussit d'autant plus rapidement que la malade est plus près de l'époque normale de sa ménopause.

Enfin, on a employé les rayons X dans de multiples affections où leur action qui, d'ailleurs, n'est plus constante, n'a pas encore reçu d'explication bien nette. C'est ainsi qu'on traite par les rayons X la *rhinite atrophique*, la *pelade*, des *névralgies* de toutes sortes.

En somme, cette énumération pourtant succincte des affections justiciables des rayons X, est cependant très suffisante pour permettre de juger combien est vaste le champ d'action de la radiothérapie. Il va d'ailleurs en grandissant encore chaque jour, pour le plus grand bien des malades.

CONCLUSIONS

I. — Les progrès de la radiologie médicale rendent, d'année en année, plus fréquent, plus précieux et, on peut dire, plus indispensable l'emploi des rayons de Röntgen comme instrument de diagnostic et comme agent thérapeutique.

II. — Le perfectionnement de l'outillage permet aujourd'hui beaucoup plus aisément et plus complètement qu'autrefois d'étendre aux blessés et aux malades, qui ne peuvent quitter leur domicile, les services rendus par les rayons de Röntgen.

III. — A l'aide d'un outillage convenable et d'une technique judicieuse, le médecin radiologiste peut pratiquer au domicile des blessés et des malades les mêmes opérations radioscopiques, radiographiques et radiothérapiques que dans son laboratoire.

IV. — La seule différence essentielle concerne la quantité de rayons de Röntgen émis dans l'unité de temps. Elle est nécessairement moindre avec les instruments transportables qu'avec les instruments à poste fixe de puissance plus grande.

V. — Au domicile des malades, l'illumination de l'écran, moins intense, mais compensée par une adaptation plus longue de la rétine de l'observateur, suffit actuellement aux exigences de l'examen radioscopique.

VI. — L'impression des plaques, moins rapide, demande un temps de pose plus long, mais qui n'excède jamais dix minutes, même pour les plus grandes épaisseurs de tissus. Elle donne des images radiographiques qui ne le cèdent en rien aux images obtenues dans le laboratoire, au moins dans tous les cas où la suspension des mouvements respiratoires n'est pas rigoureusement indispensable.

VII. — L'emploi des écrans renforçateurs du modèle le plus récent donne d'ailleurs le moyen de réduire à quelques secondes la durée des poses au domicile des malades et permet ainsi la radiographie de l'appareil respiratoire en apnée. C'est, il est vrai, au prix d'une légère diminution dans la netteté des détails de l'image.

VIII. — Les séances du traitement, au domicile des malades, avec les instruments transportables, à la condition d'être plus longues ou plus rapprochées, permettent l'absorption des mêmes doses de rayons par les tissus malades et donnent par suite les mêmes résultats thérapeutiques qu'avec les instruments à poste fixe, de puissance plus grande.

INDEX BIBLIOGRAPHIQUE

Le travail que nous présentons étant, à vrai dire, une œuvre de vulgarisation, ne nous a pas nécessité de recherches bibliographiques très étendues. D'autre part, nous avons voulu seulement exposer une technique que nous avons vu employer et employée nous-même, et que nous croyons bonne, mais que nous ne donnons pas du tout comme la meilleure ; aussi ne nous reprochera-t-on pas de passer sous silence certains modes opératoires différents des nôtres qui néanmoins peuvent avoir leur valeur. Nous ne mentionnerons donc ici que les ouvrages dont nous nous sommes inspirés et dans lesquels nous avons puisé, parfois même très largement.

Aubourg (P.). — *Calcul du poumon.* Soc. radiol. méd. Paris, mai 1909, n° 5. — *Radiographie d'une fistule injectée au sous-nitrate de bismuth ; méthode de Beck.* Soc. radiol. méd. Paris, juin 1909, n° 6.

Aubourg et J. Galezowski. — *Radiographie stéréoscopique ; théorie optique ; résultats pratiques ; appareil de Mattey.* Soc. radiol. méd. Paris, mars 1909, n° 3.

Beaujard (E.). — *La radiothérapie dans les maladies de la moelle épinière.* Rapport au IIIe Congrès de Physiothérapie, Paris, 29 mars au 2 avril 1910.

Barret (voir **Lewen**).

Béclère (A.). — Exposé des travaux scientifiques du Dr A. Béclère, chez Masson, Paris. — *Les rayons de Röntgen et le diagnostic de la tuberculose.* Coll. Actualités médicales. Baillière, Paris, 1899. — *Etude physiologique de la vision dans l'examen radioscopique.* A. F. A. S. Congrès de Boulogne-sur-Mer, séance du 21 septembre 1899 ; in Arch. électr. méd., n° 82, 15 octobre 1899. — *La mesure indirecte de pouvoir de pénétration des rayons de Röntgen à l'aide du spintermètre.* Arch. électr. méd. n° 88, 15 avril 1900. — *Sur la mensuration de* *l'aire du cœur à l'aide des rayons de Röntgen : principe d'une méthode nouvelle.* Bull. et Mém. de la Soc. méd. des hôp. de Paris, séance du 4 mai 1900. — *Sur la question des incidences en radioscopie.* 1er Congrès d'électrologie et de radiologie. Paris, séance du 31 juillet 1900. — *L'emploi du diaphragme-iris en radioscopie et son utilité pour la détermination du point d'incidence normale.* Arch. électr. méd., nº 94. 15 octobre 1900. — *Les rayons de Röntgen et le diagnostic des affections thoraciques.* Coll. Actualités méd. Baillière, Paris, 1901. — *L'examen radioscopique des plèvres interlobaires et diagnostic de la sclérose de l'interlobe.* Bull. et Mém. de la Soc. méd. des hôp. de Paris, séance du 28 février 1902 ; Presse méd. nº 18, 1er mars 1902. — *Le radiodiagnostic des calculs urinaires.* Rapport à l'A. F. A. S. session d'Angers, 5 août 1903. — *Le radiodiagnostic de l'acromégalie.* Presse méd. nº 98, 9 décembre 1903. — *Les rayons de Röntgen et le diagnostic des maladies internes.* Coll. Actualités méd. Baillière, Paris, 1904. — *La radiothérapie, médication spécifique des lymphadénies et des leucémies.* Bull. et Mém. de la Soc. méd. des hôp. de Paris, séance du 9 juin 1905. — *L'évolution de la radiothérapie.* Bull. de la Soc. de l'Internat, juin 1907. — *Influence des rayons de Röntgen sur les tumeurs malignes.* Rapport au XXe Congrès de l'Ass. fr. de chirurgie, octobre 1907. — *Technique nouvelle de la radiographie des calculs biliaires avec présentation de radiogrammes.* Soc. radiol. méd. Paris, mai 1909, nº 5.

Béclère (H.). — *Le radiodiagnostic des affections du foie.* Th. de Paris, février 1910.

Belot (J.). — *La radiographie en art dentaire.* Revue gén. de l'art dentaire, mai 1909. — *La question des filtres en radiothérapie.* Soc. radiol. méd. Paris, février 1910, nº 2.

Belot et Jaugeas. — *Radiothérapie du lupus vulgaire.* Soc. radiol. méd. Paris, novembre 1909, nº 9.

Bordet (v. **Vaquez**).

Bordier (H.). — *Du rôle des filtres en radiothérapie et de leur utilité pratique.* Soc. radiol. méd. Paris, avril 1909, nº 4. — *Mécanisme de l'action des rayons X dans le traitement radiothérapique des fibromes utérins ; technique et résultats.* IIIe Congrès de Physiothérapie, Paris, 1910.

Bouchacourt. — *Sur les avantages de la radiographie stéréos-*

copique dans la recherche des corps étrangers. Soc. radiol. méd. Paris, mars 1909, n° 3. — *Étude sur la radiopelvimétrie du détroit supérieur.* Soc. radiol. méd. Paris, novembre 1909, n° 9.

Bouchard. — *Traité de radiologie médicale.* Paris, Steinheil, 1904.

Castex (E.). — *Le radiodiagnostic de la luxation congénitale de la hanche.* Soc. radiol. méd. Paris, avril 1909, n° 4.

Cerné et Delaforge. — *La radioscopie clinique de l'estomac normal et pathologique.* Coll. Actualités médicales. Baillière, Paris, 1908.

Cleret (v. **Launois**).

Darbois. — *Sur le traitement radiothérapique des tumeurs de la trachée.* Soc. radiol. méd. Paris, juin 1909, n° 6.

Delaforge (v. **Cerné**).

Galezowski (v. **Aubourg**).

Grashey et Nogier. — *Atlas de radiographie chirurgicale.* Baillière, Paris, 1910.

Guilleminot (H.). — *Effet des filtres d'aluminium sur les rayons X.* Soc. radiol. méd. Paris, janvier 1909, n° 1. — *Choix des filtres en radiothérapie* (3 communications successives). Soc. radiol. méd. Paris, avril, mai, juin 1909, nos 4, 5, 6. — *Simplification du dosage fluorométrique des rayons X.* Soc. radiol. méd. Paris, février 1910, n° 12. — *Rayons X et radiations diverses.* Doin. Paris, 1910.

Haret. — *Leucoplasie traitée et guérie par la radiothérapie.* Soc. radiol. méd. Paris, février 1909, n° 2.

Jeaugeas. — *Tumeur de la trachée guérie par la radiothérapie.* Soc. radiol. méd Paris, mai 1909, n° 5. — *Les Rayons de Röntgen dans le diagnostic et le traitement des tumeurs hypophysaires du gigantisme et de l'acromégalie.* Th. de Paris, décembre 1909.

Launois et Cléret. — *Le syndrome adiposo-génital.* Gaz. des hôp. 13 et 18 janvier 1910, nos 5 et 7 (83e année).

Langlet. — *La radiothérapie guérit-elle la maladie de Paget?* Soc. radiol. méd. Paris, octobre 1909, n° 8.

Lewen et Barret. — *Radioscopie gastrique et maladies de l'estomac.* Coll. moderne Doin, Paris, 1909. — *Diagnostic* *radioscopique de l'aérophagie méconnue : son intérêt en clinique*. Soc. radiol. méd. Paris, juillet 1909, n° 7.

Nogier (v. **Grashey**).

Pasteau (O.) et Belot (J.). — *Valeur de la radiographie pour le diagnostic des affections rénales*. Paris-Chirurgical, février 1910.

Spéder. — *La radiographie rapide*. Th. de Bordeaux, 1909.

Tuffier et Aubourg. — *Localisation d'une balle de revolver mobile dans le canal rachidien*. Soc. radiol. méd. Paris, octobre 1909, n° 8.

Vaquez et Bordet. — *De la valeur comparée de l'orthodiagraphie et de la percussion du cœur dans le rétrécissement mitral pur*. Imp. de la Semaine médicale, 1909.

TABLE DES MATIÈRES

Alençon. — Imprimerie HERPIN, Vve LAVERDURE, successeur

www.ingramcontent.com/pod-product-compliance
Ingram Content Group UK Ltd.
Pitfield, Milton Keynes, MK11 3LW, UK
UKHW012217240726
13966UKWH00003B/809